JN059723

もう悩まなくていい。

薬剤師のための

死と向き合う患者の こころの ケア

がん研究会有明病院 腫瘍精神科
清水 研

精神科医が教える
ベッドサイドのコミュニケーション

じほう

はじめに

「つらい病気を抱えている患者さんに，きちんと向き合うことができるようになるための，実践的な本を作りたい！」というのが，この本を作った最初の動機です。

「苦しんでいる患者さんをケアしたい」という熱意をもっている方は多いのですが，難しい場面がたくさんあり，気持ちだけでは乗り越えられない壁があります。対応に困り，どうしたらよいか悩んでいる方も多いでしょうし，もしかしたら燃え尽きてしまいそうな方もいらっしゃるかもしれません。そのような方に，わかりやすく患者さんとのコミュニケーションに関する方法論をお伝えすることを，この本は目指しています。

私は精神医学を専門としていますが，医師になって6年目に国立がんセンター（当時）に赴任してがん患者さんの診療を始めたとき，それまで学んだ精神医学の知識だけでは患者さんとどう向き合ったらよいかわからず，最初は「自分には何もできない」という無力感を日々味わう経験をしました。

赴任当時の私の年齢は30代前半で，重い病気に罹患することがどのような意味をもつのか，病気の先にあるかもしれない「死」と向き合うこととはどのようなことなのかについて，真剣に考えたことがありませんでした。重い病気に罹患するということは，自分にはよくわからないけれど，きっととてつもなく恐ろしいことなのだろうと思えました。なので，担当する患者さんから「病気が治らないと言われたんだけど，どうしたらよいのか？」という問いを投げかけられたとき，どう答えてよいかまったくわからず，言葉が出ずに窮してしまいました。当時の私にとって，病状が思わしくない患者さんのベッドサイドに赴くことは，とても気が重いことでした。

それから20年以上の間，私は4,000人以上の患者さんの診療を担当するなかで，試行錯誤しました。いくつかの心理学の方法論も習得しながら，少しずつ「あぁ，こうすれば向き合うことができる」という，コミュニケーションのスキルを学んでいきました。また，その方法は定式化して伝えることが可能であったので，周囲の医療者や後輩の医師に紹介すると好評をいただきました。そこで，ぜひ多くの方に知っていただきたいと思っていました。

私は 2013 年から，縁があって薬剤師の方々を対象とした精神心理的ケアに関する教育プロジェクトに携わっております。そして，教育プロジェクトを進めるなかで，臨床経験豊富な薬剤師の方々と多く知り合うことができました。

　彼らとさまざまな話をしていると，薬剤師の方々にも，患者さんとのコミュニケーションについて悩んでいらっしゃる方が多いことを知りました。「近年，薬剤師はベッドサイドに出ていく機会が多いが，大学の教育ではコミュニケーションについて学ぶことがほとんどないので，どうしたらよいかわからない」という声も多く聴きました。

　そこで，教育プロジェクトで協働した薬剤師の方々と協力して，『月刊薬事』に 2018 年 9 月号から 1 年にわたって「薬剤師が行うこころのケア こんなときどうするの？」という連載を行いました。薬剤師が困る場面を提示し，対応法を提示したこの連載は好評を博し，今回編集を担当した関口さんから書籍化のご提案をいただきました。そこで，いくつかの原稿を書きおろし，やっと出版の運びとなりました。

　出版にあたり，いっしょにご執筆いただいた 8 名の薬剤師の方々に，こころより御礼申し上げます。臨床経験豊富な皆様のおかげで，薬剤師の方々にとってリアルな場面を提示することができ，とても実践的な内容に仕上がったと思います。そして，取り上げた場面は普遍的な内容を含みますし，『月刊薬事』の連載は薬剤師以外の職種の方にも好評でしたので，本書は薬剤師に限らず，重い病気と向き合っている患者さんと関わる機会がある他職種の方にも，十分参考になる内容であると思います。

　本書が多くの方々の役に立ち，ひいては患者さん・ご家族の苦しみが少しでも和らぐことを，こころから祈っております。

2023 年 2 月
清水　研

執筆・協力者一覧

▌執筆

清水　研　　がん研究会有明病院　腫瘍精神科

▌執筆協力（五十音順）

阿部健太郎　　国立がん研究センター中央病院　薬剤部

宇田川涼子　　国立がん研究センター中央病院　薬剤部

工藤　浩史　　国立国際医療研究センター病院　薬剤部

田中　康裕　　輝山会記念病院　薬剤部

塚川麻利子　　横浜市立市民病院　薬剤部

鳥越　一宏　　星薬科大学　実務教育研究部門

橋口　宏司　　横浜南共済病院　薬剤科／外来化学療法室

安田俊太郎　　東京医科歯科大学病院　薬剤部

目　次

[COLUMN]

初対面の患者さんに会いに行くとき，上手にコミュニケーションがとれるだろうかと不安に思うことはありませんか？　ポイントは，患者さんのニーズを意識することです。では，患者さんのニーズをどのように把握したらよいでしょうか？

患者さんのために，一生懸命尽くすことは悪くないけれど…デメリットもある？
自分自身が気づいていない欲望に向き合い，思いが熱くなっていると感じたときに，ちょっと立ち止まってみませんか？

厳しい病状告知を受け，「昨日は，全然眠れなかったんだ」という患者さん。睡眠薬を提案して欲しいというわけではないようです。選択できる薬物療法や治療法がないとき，あなたは患者さんとどう向き合いますか？

患者さんが亡くなった後のデスカンファレンスでは，「自分たちの関わりは，これでよかったのだろうか？」という疑問が残り，ときに反省や後悔，自責の念が強く表れることがあります。そんな自責の念に向き合うための考え方を解説します。

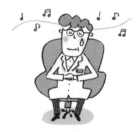

登場人物

　本書では，総合病院に勤める薬剤師の薬丸先生と，緩和ケアチームの精神科医の清水先生の2人の会話を通して，患者さんと接する際のモヤモヤをひもといていきます。

薬剤師 薬丸 正 先生

600床の総合病院に勤務する薬剤師で10年の臨床経験がある。一生懸命で物事に誠実に取り組む人柄。清水先生とは以前，緩和ケアチームで一緒に働いていたので，患者さんのことで対応に困ると，ときどき病棟でつかまえて相談にのってもらう間柄。

精神科医 緩和ケアチーム　清水 研 先生

薬丸先生がモヤモヤしているときに，タイミングよく現れる，緩和ケアチーム（PCT）の精神科医。患者さんのこころのケアを行うだけでなく，医療者の心理的なサポート，対応が難しい場面での相談などにもよくのっている。

PART 1

こころを知るための基本

INTRODUCTION

総 論

がんに罹患したときの
こころの動きとは…

　がんの罹患は,その人の将来の見通しを根底からゆるがすことがあります。告知された直後に気持ちが大きくふさぎ込み,絶望する患者さんも少なくありません。ただ,どのような病状であろうと,患者さんは現実を生きていかなければならないわけです。はじめは自分の状況に希望がもてなかったとしても,こころはその現実に向かい合って,その人なりの生き方を見出していくプロセスがあります。たとえ一度大きくショックを受けても,そこから立ち直るこころのあり方をレジリエンスといいます。

　患者さんがどのような経緯を経てレジリエンスを発揮するのか,そのこころの道筋についてお伝えしたいと思います。

───────── 登場人物 ─────────

	鎌田 保 さん	52歳男性。妻(恵子さん,48歳),長男(24歳・会社員),長女(22歳・大学生)との4人暮らし。大手電機メーカーの研究者として,仕事中心の生活をしてきた。
	呼吸器内科 藤岡真一 先生	卒後15年目で臨床経験が豊富。鉄道ファンで,無人島に本を1冊持っていくとしたら,時刻表だろうと考えている。

病気になった後の，こころの道筋①

再発告知後，患者さんが絶望していた…

> 鎌田保さんは腰痛を自覚し，痛み止めの貼付剤を張りながら生活をしていた。最近になって咳が出るようになり，医療機関を受診した。レントゲンで肺の異常陰影が指摘され，精査を受けるようになった。精査中に腰痛も強くなっていったが，精査の結果，骨転移を伴う肺がんが明らかになった。告知は妻の恵子さん同席のもと，主治医の藤岡先生が行ったが，鎌田さんは大いに取り乱した様子で，恵子さんは涙ぐみながら傍にいた。
>
> 藤岡先生は「抗がん薬を使った治療を続けながら，病気とうまく付き合う方法を考えていきましょう」と話したものの，2人の表情は変わらず暗く，ふさぎ込んでいる様子だった。
>
> 腰痛の疼痛コントロールのためと，化学療法を行うために入院が決まった。鎌田さんが入院してしばらく経った頃，薬丸先生はベッドサイドに赴いた。

鎌田さんと薬丸先生の実際のやりとり

薬丸 先生 鎌田さん，担当いたします薬剤師の薬丸と申します。調子はどうですか？

鎌田 さん ずっと痛みが続いています。つらいです……。

薬丸 先生 そうですか…。
痛みが和らぐように，痛み止めは我慢せずに使ってくださいね。

鎌田 さん ……。

薬丸 先生 どうされましたか？

鎌田 さん 一番恐れていたことが起きてしまいました……。

薬丸 先生 ……。

鎌田 さん 私はこれからどうなるのでしょうか……（涙）。

薬丸 先生 抗がん薬の治療を頑張っていきましょう。
私たちも最善の方法を考えていきますので，希望をもってください。

鎌田 さん 希望？？　でも，私のがんは根治を望めないのでしょう？
その状況でどうやったら希望をもてるんですか？　絶望しかありません。

薬丸 先生 （言葉が見つからずに沈黙，重苦しい空気が流れる。）
鎌田さんの希望，一緒に考えていきましょう。
今日はお疲れでしょうから休んでください。また明日，お話をしましょう。

鎌田 さん ……。

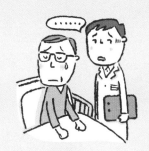

　薬丸先生は逃げ出すように病室から離れ，重苦しい気持ちになった。電子カルテに記録を打ち込みながら「困ったなぁ…。希望をもってくださいなんて軽々しく言っちゃったけど，今度ベッドサイドに行ったときに何を話したらいいのだろう…」とつぶやいていた。そんなときに，スマホをいじっている清水先生を見つけた。

解説
患者さんが絶望しているとき，どうしたらよい？

薬丸 先生 おおっ，清水先生！　スマホで遊んでいるなんて，暇そうですね？
ちょっと相談にのってもらえませんか？

清水 先生 えっ？　ゴホンッ。ちょうど今，大事なメールを返信していたところだよ。
まぁいいや，どうしたの？

薬丸 先生 担当の患者さんに，「私には絶望しかありません」と言われてしまって…。
どうしたら患者さんに希望をもってもらえるのでしょうか？

清水 先生 絶望？　希望？　なになに？
もう少し詳しく教えてくださいませんか？

薬丸 先生 （鎌田さんとのやりとりについて説明する。）

厳しい病状に対して絶望を感じるのは当然のこと

清水 先生　なるほど，そんなやりとりがあったのですね。
鎌田さんは進行した肺がんの告知を受けて，「絶望しかない」とおっしゃっていた…。それに対して薬丸先生は，どうしたら希望をもってもらえるだろうかと考えていたのですね。

薬丸 先生　はい，そうです。

清水 先生　もし，薬丸先生が鎌田さんの立場だったらどうでしょうか。根治できない肺がんに罹患していることがわかったら，どんな気持ちになるでしょうか？
そういうときに希望をもてますか？

薬丸 先生　うーん。確かに，その状況のどこに希望があるのだろう。

清水 先生　そうですよね。それまで病気と無縁の生活を送っていた鎌田さんが，突然，がんを告知され，しかも根治が難しいという状況や痛みを感じているなかで，絶望を感じても無理がないことのように思います。

薬丸 先生　そうか……。鎌田さんはつらいですね。だとしたら…，僕は何を目標に鎌田さんにケアを提供したらよいのでしょうか。

清水 先生　薬丸先生の気持ちはよくわかります。鎌田さんのような厳しい状況の患者さんに出会ったら，なんとか希望をもってほしいと思うし，そのために自分は患者さんの役に立ちたいとこころから願う…。
私は精神科医ですし，その役割は患者さんのこころの苦痛を緩和することだから，患者さんに安心してもらえるような言葉を探してみるのだけど，そんなものはどこにも見つかりません。以前の私は，そんな状況のなかでも早く患者さんに明るくなってもらおうと焦ってしまって，むしろ余計なことを言って逆に傷つけてしまうことも多かったなぁ。そんなときは，強い自己嫌悪も感じましたよ。

薬丸 先生　先生にもそういうことがあったのですか。

清水 先生　結構悩みは深かったですよ。ところがね，患者さん自身がその状況から回復する力（レジリエンス）をもっていて，困難を経て病気と向き合っていくことができるということを知ってから，視界が開けたんです。

薬丸 先生　レジリエンス？　それは鎌田さんも，もっているものなんでしょうか？

絶望の後に道がある

清水 先生 もちろんです。私は鎌田さんのことはよく存じ上げませんが，この先ずっと絶望し続ける，ということはおそらくないと予想します。

薬丸 先生 ……!?　どうしてそこまで言い切れるんですか？
レジリエンスについて僕にも教えてください。

清水 先生 心理学の領域で，がん患者については，少し前まではうつ病などマイナスの側面に着目することがほとんどでしたが，近年ではポジティブな側面にも着目するようになってきました。
そのなかで，もがき苦しんだ後のこころのあり方を心的外傷後成長（post traumatic growth；PTG）と定義した研究が進み，人のこころが困難な出来事に見舞われた後に適応するまでの道筋があることや，PTGはほとんどの患者さんのなかに生じることなどがわかってきました。
つまり，ざっくりとした言い方ですが，誰もが「ストレスからしなやかに回復する力＝レジリエンス」をもっているといえます。
医療者がこういう事実を知っておくと，患者さんのもっている力を信じて見守れるようになると思います[1]。

薬丸 先生 なるほど〜。回復する力のことを「レジリエンス」といって，がん体験を経た後のこころのあり方を「心的外傷後成長」というのですね。
人間は誰もが回復する力をもっていると聞いて，なんだか僕が希望をもらいました（笑）。

清水 先生 図1は心的外傷後成長（PTG）の研究に基づいて，一般的ながん体験者のこころの道筋を図示したものです。すぐには理解できないと思いますので，順を追って説明しますね。
まず，人は誰でも生きているうえで前提となる世界観をもっていると考えられています。これは日常的には意識されないものです。

薬丸 先生 前提となる世界観，ですか？

清水 先生 例えば，薬丸先生は今，30代ですよね。するとどうですか？
先生はこれから自分の人生がこの先10年，20年と，当たり前のように続いていくと思っていませんか？

薬丸 先生 そうですね。10年後は信頼される薬剤師として，もっと成長していきたいと思っています。

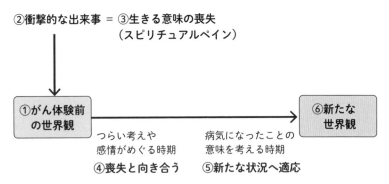

図1　心的外傷後成長モデル
〔Tedeschi RG, Calhoun LG：The Handbook of Posttraumatic Growth: Research and Practice, Routledge, 2006 を参考に作成〕

清水 先生　なるほど。「自分の人生はまだまだ続いていくし，将来はより信頼される薬剤師になりたい」，それがこの図1でいう「①がん体験（病気になる）前の世界観」に相当するものです。
いきなり不吉なことを言って申し訳ないですが，ある日，咳が止まらなくなり，精査をしたら根治不能の肺がんだった…，なんてことが起きたら先生のこころはどうなりますか？

薬丸 先生　進行肺がんですか。うーん，それはとても重いですね。
僕のこころはどうなっちゃうんでしょう。

清水 先生　がん告知は，その人の将来の見通しを根底から変えてしまうのです。
PTGのモデルに従えば，現在想定されている「当たり前のように10年後がやってくる」という前提がまず崩れますね。すると薬丸先生が描いていた薬剤師としてのキャリアも想像できなくなる…。

薬丸 先生　それは，やはり絶望ですね。

清水 先生　がんになることや，がんの再発という「②衝撃的な出来事」が起こると，生きる前提としていた世界観が根底から崩れ去ってしまう。だから，場合によっては「③生きる意味の喪失＝スピリチュアルペイン」が生じるのです。

薬丸 先生　生きる意味すらも失う。やっぱり，がんって恐ろしい病気ですね。

絶望はこころの旅の出発点

［清水 先生］ しかし，これは終わりではなくて，実はこころの旅の出発点でもあります。患者さんはここから，「④喪失と向き合う」と「⑤新たな状況への適応」という2つの課題に取り組み出すのです。

［薬丸 先生］ ここが出発点？？　2つの課題？？

［清水 先生］ はい，そうです。確かにこのような出来事が起きたら，絶望し，激しい怒りや悲しみといった感情が，こころのなかで渦巻きます。負の感情や考えがこころのなかを巡る，非常につらい時期ですが，実はこのときの患者さんのこころは足踏みしているわけではなく，すでに「④喪失と向き合う」という最初の課題に取り組んでいるのです。

告知直後は「信じられない」，「なんとかこの状況を覆す方法はないだろうか」といった現実を否定しようとする考えが先に立つかもしれません。しかし，悲しみのような負の感情には，こころの傷を癒す働きがありますので，だんだん，「悔しいけど起きてしまったことは変えられない」という，あきらめのような感覚に変わっていきます。

［薬丸 先生］ あきらめのような感覚ですか。それもつらいですね。

［清水 先生］ 確かにそうです。しかし，現実は変えられないことを悟れば，「だったらその限られた人生をどう生きようか？」という考えが動くようになるのです。これが「⑤新たな状況への適応」という2つ目の課題です。

［薬丸 先生］ 限られた人生をどう生きるか？

［清水 先生］ そうです。人間は絶望したままではいられない，そこになんとか希望や生きる意味を見出そうとする生き物なのだと思います。そして，さまざまな試行錯誤の後に，「限られた人生」を前提とした「⑥新たな世界観」ができ上がるのです。

［薬丸 先生］ 新たな世界観か〜。それはどのようなものなのですか？

［清水 先生］ お話ししたいのだけど，外来の時間になったから，それはまた今度お話ししますね。（次頁へ続く）

病気になった後の，こころの道筋②

「一日一日を大切に過ごしたい」と話し，
最初に会ったときから，患者さんの様子が変わっていた…

　その後，鎌田さんは入退院を繰り返した。しばらくの間，鎌田さんは涙ぐんだり，やりきれなさを打ち明けたりすることが続いた。しかし，徐々に感情を表出することが少なくなり，最近は淡々と過ごしているように見えた。

　最初の入院から半年ぐらい経ったある日，薬丸先生は再び鎌田さんを担当する機会があり，ベッドサイドに赴いた。

鎌田さんと薬丸先生の実際のやりとり

鎌田 さん あぁ，今日は薬丸先生が担当なんですね。

薬丸 先生 はい，どうかされましたか？

鎌田 さん いや，病気がわかってすぐの頃，僕の愚痴を薬丸先生が聞いてくれたことを思い出しました。絶望しかありません，と言いましたよね……。

薬丸 先生 そんなこともありましたねぇ。

鎌田 さん あのときのやりきれなさ……，私の気持ちを静かに受け止めてくれたこと，感謝してます。実は，あれからいろいろ考えました。10年先の未来がないとしたら人は何のために生きるんだろうって。

薬丸 先生 ええ。

鎌田 さん それでね，僕はある意味，時間なんていくらでもあると思い込んで，もったいない生き方をしていたんだなって気づいたんです。

薬丸 先生 もったいない生き方？

鎌田 さん 仕事に行ってあわただしく一日を過ごし，帰ってから妻が作ってくれたご飯を食べて寝る。週末になったら，疲れてるからとだらだらと過ごして，また月曜日がやってくる…。そんなことをやっているうちに，あっという間に時間が過ぎていった。

薬丸 先生 それはまさに，今の私がそんな状況です。

鎌田さん でもね，薬丸先生，私が肺がんになったように，人はいつなんどきにどんなことが起きるかわからない。そして，自分に残されている時間が限られていると思ったら，とても一日が愛おしく思えたんです。妻は私が過ごしやすいように，食事やいろんなことに細やかに気を使ってくれていることに気づいたんです。

薬丸先生 素敵な奥さんですね。

鎌田さん 本当にそうです。今となっては，会社の仕事は私にとってどうでもよいことです。私ができなくなっても，誰かが代わりにやってくれる。
一番大切なのは，家族との時間です。いずれ，妻や子どもたちと別れなければならない。でもまだ少し…，それまで猶予はあると思うので，一日一日を大切に過ごしたいと思っています。

薬丸先生 そんなお気持ちになられたのですね。

鎌田さん はい。病気がわかったときは，確かに絶望しました。しかし，時間が経つなかで，自分には大切なものがたくさんあることに気づけたのです。

薬丸先生 そうだったのですね。鎌田さんのお話を聞いて，自分自身のことを少し考えました。何気ない日常を当たり前だと思い込むのではなく，大切にしたいなぁと…。

鎌田さん はい，ぜひそうしてください。
私もあわただしく生きていたときを，少し後悔していますから。

薬丸先生は鎌田さんの病室を離れた後，あたたかい気持ちになった。鎌田さんは，きっといろいろとつらい時期があったのだろうけど，最初にお会いしたときとは様子が変わっていた。病気のことは理解しているけれど，以前のように絶望しているわけではなく，今を生きていこうとしている。そして，薬丸先生自身も，今日一日を生きられることへの感謝の想いが芽生えていた。そんなときに，外来の診察室でカルテを書いている清水先生を見つけた。

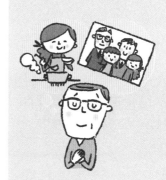

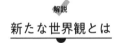

新たな世界観とは

薬丸 先生 おおっ，清水先生，相変わらずですね。

清水 先生 相変わらずってなんですか？

薬丸 先生 今日一日を大切に生きていますか？

清水 先生 薬丸先生，なんですか急に？

薬丸 先生 （鎌田さんとのやりとりについて話す。）

清水 先生 そんなことがあったのですね。そうそう，以前，がんを体験した後に生まれる新しい世界観（図1，p.8）のお話をしたと思いますけど，鎌田さんのなかにもそのような変化が生まれたのですね。

薬丸 先生 なるほど，それが新しい世界観なのですね。
がんの患者さんは皆，鎌田さんのようになっていくのでしょうか？

清水 先生 皆と言い切ってよいかわかりませんが，ある研究でがんを体験した人にインタビューをしたところ，8割以上の人がそのような感覚が生まれたと答えたそうです。もちろん，100人の方がいれば100通りの世界観が生まれるのですが，ある程度の共通項が認められており，図2にあげた5つの要素を含むと考えられています。この5つのうちのいくつかが組み合わさって起きてきます。

薬丸 先生 病気を織り込んだ新しい世界観には共通項があるんですね。
へ〜，興味深いなあ。

1 人生に対する感謝	・一日一日を大切にするようになった ・生きていることに感謝する	
2 新たな視点（可能性）	・生きがいについて考える ・人生の優先順位が変わる	
3 他者との関係	・周囲に支えられていることに気づく ・人の痛みや苦しみがわかる	
4 人間としての強さ	・人生の終わりを受け入れる ・自分の気持ちに素直になる	
5 精神性的変容	・超越的な力を感じる ・自然への感性が鋭敏になる	

図2 がん体験後の新しい世界観

今日一日を過ごせることに感謝する

清水 先生　そうです。そして，5つの変化のなかで，多くの方に，最初に生じる変化が「人生に対する感謝」です。厳しい病状を告げられると，死を意識します。すると，「自分はいつまで生きられるんだろうか?」という不安や恐れが生じますが，その裏返しとして，実は「今日一日を生きていることが当たり前のことではないんだ」という考えが出てきます。

　人間は希少なものに価値を感じる習性があります。金（ゴールド）が石ころのようにそこら中に転がっていれば，誰も見向きもしないでしょう?　同じように，毎日が当たり前のようにやってくるときは日々をなんとなく過ごしてしまいますが，自分の残りの人生は数カ月かもしれないと思えば，一日がとても愛おしく思われます。一期一会という言葉がありますが，もし薬丸先生にとって，私と会うのが今日で最後，もう二度と会えないとしたら，どう思いますか??

薬丸 先生　清水先生と二度と会えない?　パッとしない先生の顔も，なんだか名残惜しく見えますね。いままでありがとうございました。

清水 先生　ゴホンッ。パッとしないは余計です。

　また，自分がここに存在しているって，本当にさまざまな偶然の上に成り立っているだということに気づく人もいます。両親が出会わなければ，セックスをして，たまたまその遺伝子が選ばれていなければ，私たちは生まれていなかったわけです。

　10代上の祖先は1,024人もの人数がいます。11代上は2,048人，12代上の祖先は4,096人。私に至るまでの祖先は膨大な人数がいるわけですが，その人のうち1人でも欠けていれば私は存在しません。感傷的な視点かと思われるかもしれないし，壮大な考えと思われるかもしれませんが，生きることに鋭敏になると，そういうことを思うようになる方も多いのです。

大事な人との関係を思いやる

清水 先生　それでね，今日一日を過ごせることが当たり前ではないことに気づき，感謝の念が沸くと，人は貴重な時間をどのように過ごすのかということを一生懸命考えるようになります。これが図2の新たな視点（可能性）で，人生において本当に大切なことは何か，自分にとっての優先順位をつけ，生きがいについて深く考えるようになります。

　ここで一つ，薬丸先生に質問です。人生の優先順位を考えたのち，ほとんど

の人が最も重要だと思うことは何だと思われますか？

薬丸 先生　何でしょうか…。

清水 先生　それはね，自分にとって大事な人との関係です。大きな病気になると，いろんな困難が生じます。今までさまざまな問題に自分の力で乗り越えてきた人でも，「今度ばかりは立ち行かない」と感じることも少なくありません。そんなときに，家族，友人，さまざまな方が手を差し伸べてくれるような体験をします。そうすると，改めて「自分はたくさんの人に支えられて今を生きているんだ」と思うようになります。

薬丸 先生　確かに。そのようなことをおっしゃる患者さんも，今までも確かにいらっしゃいました。

清水 先生　そのほかにも，自分を押し殺すのをやめて「自分の素直な気持ちのままで生きても大丈夫なんだ」と思う人もいますし，超越した力を感じ，自然に対する感性がとっても鋭敏になる方もいます。

このような気づきを経て，例えばある患者さんは「残りの時間は限られてしまったかもしれないが，自分には大事なものがたくさんある。毎日毎日を大切に，精いっぱい生きよう」といった考えに至ります。

もちろん，ここにたどり着くまでの時間は人それぞれで，なってしまったものはしょうがないと割り切れる人と，悲しみや怒りに押しつぶされそうになってしまう人もいます。たどり着いてもまた悪い知らせがあれば，こころはゆらぎます。

なので，レジリエンスの力があるということを安易に捉えすぎてもいけません。すべての人が新たな状況に簡単に適応できるものではないし，レジリエンスの裏側には大きな苦しみがあります。一部の人は苦しむ過程でうつ病などの問題が生じ，専門的な介入が必要になることもあります。また，新たな状況に適応できたとしても，「病気になって気づけたこともあるけど，できれば病気にならなかったほうがよかった」というのが，本音なのではないかと思います。

医療者には何ができる？
～寄り添うことでレジリエンスを育むことができる～

薬丸 先生 患者さんが，厳しい状況と向き合っていく力があることは理解できました。では僕たちは，こういうときに患者さんに何ができるのでしょうか？

清水 先生 治癒困難な病気の場合，もちろん化学療法で病気の進行を抑えたり，痛みなどのつらい症状を緩和したり，医学が技術的に役に立てることがあります。しかし，それだけでは問題は解決しませんので，「患者さんが新たな現実と向き合えるよう手伝う」ことも医療者の大切な役割です。後者の役割を自覚していないと，積極的抗がん治療が難しくなった状況で，「自分にできることは何もない」と患者を突き放すか，無理な積極的治療を模索するようなことになりかねません。

薬丸 先生 患者さんが，新たな現実と向き合えるように手伝うことか……。
実はあんまり意識したことはありませんでしたが，大切なことですね。

清水 先生 そして，PTGの研究から，患者さんの苦悩をきちんと理解してくれる周囲の存在は大きな力となり，心のプロセスを進めるための力となることがわかっています[3]。
ですから，薬丸先生や医療者が行うべきことは，可能な限りの抗がん薬治療と症状緩和を提供するとともに，その後の経過のなかでも共感的に関わり続けるということになるでしょうか。
今度機会があったら共感について詳しくお伝えしたいと思いますが，そういう担当者がいることは，患者さんやご家族にとって本当に心強いですし，レジリエンスを発揮するための大きな手助けになるのです。

【参考文献】
1) 宅 香菜子，清水 研・監訳：心的外傷後成長ハンドブック 耐え難い体験が人の心にもたらすもの（Lawrence G. Calhoun, Richard G. Tedeschi：Handbook of Posttraumatic Growth; Research and Practice, Routledge, 2006），医学書院，2014
2) 清水 研：がん医療における PTG 研究と臨床への活用．PTG の可能性と課題（宅 香菜子・編），pp35-49, 2016
3) Alaa M Hijazi 1, Mark A Lumley, et al：Brief narrative exposure therapy for posttraumatic stress in Iraqi refugees: a preliminary randomized clinical trial, J Trauma Stress, 27(3):314-322, 2014

—— *point* ——

この本の読み方

　PART 1の総論では，患者さんががん体験と向き合うプロセスについて，図1（p.8）の道筋を示しました。がん告知や再発告知に伴い，今までの将来に対する見通しが根底から覆された場合（例：20代の人が進行がんになり，これから自分の人生がずっと続いていくという想定が崩れ去る），多くの人は絶望に近い感覚になります。その事実を受け止めたからこそ，その人は絶望したともいえます。しばし絶望して立ち止まった後，患者さんが再び自分の人生を歩み出そうとするとき，まず最初に取り組む課題が「④喪失と向き合う」になります。その際に大切なのは，怒りや悲しみなどの負の感情にふたをしないことです。負の感情はこのようなときに，その人の味方になってくれたりしますが，それぞれの負の感情にどのような役割があるのか，そしてそれらの感情を表出する患者さんに医療者はどのように向き合ったらよいのか，それを「PART 3　負の感情の役割を考える」（p.84）に書きました。

　ただ，一部の患者さんは，その事実と真正面から向き合って絶望するのではなく，別の方法を使ってこころを守ろうとします。例えば，こころを守る方法の一つである「否認」は，根治できないがんであることが伝えられたとしても，「大丈夫。きっと自分のがんはきれいに治るさ」と，事実をゆがんだ形で捉えることで，こころが傷つくことから守ります。そうしたこころを守る方法を「心理的防衛」というのですが，ときに対応が難しいこともあり，医療者が苦悩することもあります。これらについての知識をもっていると，患者さんを脅かさず，しなやかに対応できることにつながりますので，「PART 2　こころの守り方」（p.22）にはさまざまな心理的防衛について書きました。

　また，患者さんに寄り添って話を傾聴することは，④喪失と向き合い，⑤新たな状況に適応していく，というプロセスを進む患者さんの手助けになり，そのスピードを速めることにつながります。では，一口に「傾聴」といいますが，どのように患者さんの話を聞いたらよいか？　そのことについては，「PART 4　上手な話の聞き方」（p.136）に記しています。

　そのほか，知っておくとよい特徴的な状況，例えば，発達障害や小児・思春期の患者さんの場合，家族や遺族への対応などについて，「PART 5　発達障害やAYA世代の患者さんへの対応」（p.162）と「PART 6　家族や遺族への対応」（p.190）に記しました。

　最初から全部読まずとも，今まさに困っているところ，読みたいと思う箇所から，ひも解いていただければ幸いです。

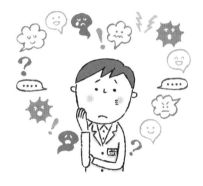

COLUMN
▼
患者さんと初めて会うとき

▌患者さんのニーズを意識しよう！

　初対面の患者さんに会いに行くとき，どうしたらコミュニケーションがとれるだろうかと不安に思うことはありませんか？

　私が患者さんと初めて会うとき，「私は精神腫瘍科でカウンセリングを受けたいんです」といって来られる人であれば，とても対応しやすいです。「こういう悩みをもっていて，先生にこういうことを相談したいんだ」といった希望が明確なので，それに沿って問題に入っていくことができます。

　ところが，主治医や看護師さんから，「あの患者さん，心配だから，ちょっと話を聞いてみてもらえないか」と依頼されてお会いする場合は，その人がどの程度私と会うことにニーズを感じているのかを考える必要があります。「そうそう，先生と話したかったんです」という人もいれば，「精神科医なんか来ちゃって，なんだか不本意だな…」と思っている人もいます。

　薬剤師さんの場合でも，同じような場面があると思います。服薬指導でベッドサイドに赴くときに，「薬のことを聞きたかったんです」という人もいれば，「もうあまり化学療法のこととか知りたくないな」とか，「今，あまり人と話すことに対して気が進まないな」という人もいます。「あなたとはあんまり話したくない」といった相手の気持ちが，マンガの吹き出しのように見えれば，「そうか，じゃあ今はそっとしておこう」といった対応ができますが，現実にはその人のこころの声は工夫しないと聴こえてきませんので，コミュニケーションを通して把握する必要があります。

　ベッドサイドに赴いた際に，患者さんの気持ちとしては，

　①ニーズあり：「あぁ，よく来てくれました」
　②ニーズなし：「薬剤師さんに会うのは気が進まない」
　③よくわからない：「頼りたいと思っても，この人がどういう人かわからない」

といった3パターンくらいに分けられます。これらをふまえ，初対面の患者さんに会いに行くときにはどうしたらよいのか，ということについてお話ししたいと思います。

▌会うことになった経緯・目的を明確に

まず私の場合は,「これこれこういう者で,こんな目的で来ることになったのです」と,訪問するようになった経緯を明確に伝えるようにしています。ここを明確にしないで「精神科医の清水です」などと名乗ったら,「突然,なんだこの人…」と不信感が生まれてしまうこともあるでしょう。「○○さんが希望されているかどうかはわかりませんが,私が来ることになったのは,主治医の○○先生から○○さんの話を聞いてみてほしいと言われたからなのです」と明確に言うわけです。

薬剤師さんの場合は,ベッドサイドへ訪ねたときに,「当院では,化学療法を行うときに,薬剤師が服薬指導を実施しており,私がその担当者です」などと,伝えていることと思います。そして,その説明に対する患者さんの反応によって,関わり方を変えていくことが大切です。患者さんのほうから,「こういうことについて聞きたいです」などと,具体的な希望が出てくる場合は,"ニーズあり"なので,その希望に沿って話を進めることになります。

一方で,"ニーズあり"の反応が明確に感じられない場合は,患者さんが化学療法に対してどういう気持ちでいるのか,患者さんの今の気持ちについて想像しつつ,服薬指導に対して,どれくらい話を聞きたいと思っているかを,最初にアセスメントするとよいですね。

▌「そっとしておいてほしい」サインも受け止める

患者さんの今の気持ちを想像しながらコミュニケーションをとることで,信頼関係の構築につながることがあります。そのためには,最初は,「最近の体調はどうですか?」とか,「入院生活には慣れましたか?」とか,当たり障りのない問いかけがよいでしょう。その問いかけに対して,和やかな雰囲気で口数多く返してくれる患者さんであれば,こころを開いている可能性が高いです。ところが,「まぁまぁだね」という具合に抽象的で手短な返答であれば,それは「あまりこころに踏み込んできてほしくない」というサインだっ

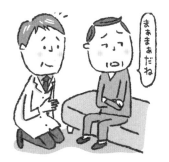

まぁまぁだね

たりします。そういうときは，あまり踏み込まないほうがよい可能性が高いです。

　「（主治医の）先生から一通り聞いているから，別にいいよ」といった感じで，本人のニーズがあまりなさそうな場合は，簡潔な説明にとどめて，それ以上話を深めないほうがよいでしょう。

　皆さんに気を留めていただきたいのは，「患者さんが，そっとしておいてほしい」というサインを，ちゃんとみていこうということです。こちらが水を向けたときに，話したい人は，問いかけ以上の返事を返してきます。一方で，「調子はどうですか？」と尋ねて「まぁ，ぼちぼちですね」という反応のときは，ケアに対するニーズが大きくない可能性があるということです。

▌こころの守り方とコミュニケーション手法

　もし，医師や看護師さんなどの医療者から，「患者さんに〇〇の指導をお願いします」と依頼を受けたとしても，ベッドサイドに赴いたときに，患者さん自身にそのニーズがあるか，改めてアセスメントする必要があると先ほど述べました。アセスメントにあたって，まずは患者さんがどのようなこころの守り方をしているかを考えるとよいでしょう。

　こころの守り方として，「否認」（CASE 01, p.23）や「抑圧」（CASE 02, p.35）があるのですが，そういったこころの守り方をしている人は特に，こころの深いところ（不安とか，怖いとか）に踏み込まれることを苦痛に感じることがあります。そのようなときは感情的なことには踏み込まず，例えば，化学療法に関する知識のニーズがあれば，それを淡々と伝えるようにします。あまりニーズがなさそうであれば，「必要でしたらいつでも詳しく説明しますから，言ってくださいね」として，患者さんのニーズが高まったときにいつでも対応できることをお伝えします。

　コミュニケーションには，4段階の深まりのレベルがあります（CASE 02, 図2, p.41）。

①あいさつレベル，②事実・数字レベル

・「今日は暑いですね」
・「昨日のプロ野球，ヤクルトが勝ちましたね」　など

　これらは，中身が何にもない，あいさつレベルです。もし，阪神ファンだったら腹を立てるかもしれませんが…（笑）。「寒暖差が激しいですね」なども，言葉のキャッチボールはしていますが，意味はありません。

③考えレベル（信条・信念レベル），④感情レベル

・「今日から化学療法が始まりますね。化学療法に対してどう考えていますか」

・「悲しいです。怖いです」 など

　信条・信念レベルのコミュニケーションも感情を喚起しやすく，抑圧している人に対しては，特にネガティブな話題について感情レベルの話をしないほうがよいでしょう。

　患者さんのもとに赴いた際に，本来の化学療法の説明よりも深いところに踏み込むか踏み込まないかは，患者さんの反応をみながら行う必要があるのです。最初はあいさつレベルで，何気ない内容を投げかけて展開してみて，相手がどれくらいの熱量で返してくるか？　そのなかに，具体的には話さなかったが不安や心配などの感情に対するワードが入っているか？　そして，そうしたワードが入っていた場合には，こころに関して掘り下げてほしいと思います。

　相手の気持ちを想像しながらコミュニケーションを深めていくということは，スキルとして教わらなくとも，自然にできる人はたくさんいらっしゃいます。一方，私の場合は比較的それが苦手で，最初は患者さんのニーズとは違った対応をしてしまい，相手をいら立たせることも多くありました。しかし，意識して対応することでそのような場面は減っていきましたので，ぜひみなさんも考えてみてください。

PART 2

こころの守り方

事実を伝えることで患者さんを傷つけてしまうことがある

～患者心理・否認とは～

ベッドサイドで薬物療法の説明をしていたら,患者さんが突然怒り出してしまったということを,多くの方が経験しているのではないでしょうか。何も間違ったことは言っていないはずなのに…? 何がいけなかったのか…? まずは,がんなどの命に関わる診断を受けた直後の患者さんの心境について,考えてみましょう。

――――――――― 登場人物 ―――――――――

 患者 　佐藤明美 さん

55歳女性。専業主婦。会社員の夫（58歳），息子（26歳），娘（22歳）の4人暮らし。直腸がん Stage Ⅳ と診断され,化学療法導入目的にて診断直後に緊急入院。

 主治医 　消化器内科　吉田 誠 先生

卒後15年目で臨床経験が豊富。一見クールに見えるが実は情に厚い。音楽鑑賞が趣味で好きな作曲家はボロディン。

抗がん薬に関して，薬理学的に正しい説明をしたのに患者さんが怒り出してしまった…

薬丸先生は化学療法導入に際して，昨日入院してきた佐藤さんの服薬指導を担当する。佐藤さんにお会いする前に，主治医の吉田先生と話す機会があり，佐藤さんの様子について尋ねた。

吉田先生は「手術では取り切れない状態でしたので，根治が難しいことは明確に書面を用いて説明しました。治療方針については，抗がん薬を使って治療することに加えて，希望を支えるために抗がん薬も進歩してきて効果が良いものが出てきていることを伝えました。佐藤さんからは特に質問はなかったですが，うなずいていたので病状の理解は良好だと思います。薬剤の説明のために，薬剤師の先生が来てくださることも伝えてあります」とのことだった。

看護記録には佐藤さんの発言として「私は病気には絶対負けません，治療を頑張ります」という記載があり，薬丸先生はなんとなく気になった。

薬丸先生は化学療法の説明書を持って病室へ向かった。

佐藤さんと薬丸先生の実際のやりとり

薬丸 先生　化学療法の説明を担当する薬丸といいます。
これからいろいろと説明いたしますが，わからないことがあれば遠慮なく聞いてください。

佐藤 さん　（明るくはきはきした様子で，満面の笑顔を見せて話す。）
お世話になります。最近治療法が進歩してきていると聞きました。私のがんも抗がん薬で治したいと思いますが，私の使う抗がん薬はどれくらい治療を続けると治るのですか？

> おや？「治る」と言っている？　自分の病状を正しく理解できていないのかな？

薬丸 先生　確かに治療法は進歩しています。以前は1年生存するのがやっとでしたが，今ではさらに長期生存が期待できます。しかし残念ながら，抗がん薬で完治するということはありません。

佐藤 さん　いや，私のがんは治るんです。そんなの信じられません…。子どもたちもやっと一人前になって子育てが終わり，これから孫の顔を見たりして，穏

> あれっ，どうして急に怒り出してしまったのだろう？？？

やかな老後を過ごそうと話しているんです。
なのに，なんでそんなつらいことを言うんですかっ…。
もう説明はいいですから，帰ってください！

薬丸 先生 ……。

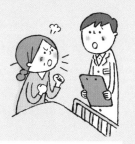

　薬丸先生は佐藤さんのベッドサイドを離れた後，モヤモヤとして釈然としない気分が続いた。自分は薬剤師として事実に基づいた情報提供をしたのだが，佐藤さんが怒り出してしまったのは間違いない。

　何がいけなかったのだろうか…？　薬丸先生は清水先生に相談してみようと思った。おっ，運が良いことに，ちょうど病棟でカルテを書いている清水先生を見かけた。

解説
患者さんへの情報提供の難しさ

薬丸 先生 清水先生，昨日，ある患者さんの対応で失敗してしまったんです。
その患者さんのことで，ちょっと相談にのってもらえませんか。

清水 先生 もちろんいいですよ。「失敗した」とおっしゃったので，穏やかではないように聞こえましたが，どんな状況だったのですか？

薬丸 先生 （佐藤さんとの具体的なやりとりについて説明する。）

清水 先生 そんなことがあったのですね。まず，薬丸先生は事前に吉田先生ときちんと情報交換されているのが素晴らしいと思いました。
また薬丸先生は，佐藤さんの「抗がん薬で治るんですか？」という質問に，正確な説明をしようとされています。これは誠実な対応だと思いますが，確かに佐藤さんの気分を害してしまったようですね。
私も立場は違えど，患者さんを怒らせてしまうことは多々ありまして，このケースも薬丸先生の失敗というよりは，患者さんへの情報提供の難しさを端的に表現していると思います。

薬丸 先生 僕は，佐藤さんが間違った理解をされていると感じたので，訂正しようと思ったんですが…。今回のように，真正面から正確な情報を提供することは，結果的に患者さんの気分を害してしまうことがあると思います。
このような状況は，どう理解したらよいのでしょうか？

ストレスに対するこころの守り方・否認

清水 先生　患者さんの心理については，定式化しすぎると良くないことも多々ある（※1）のですが，ここではわかりやすいようにあえて単純化した説明を試みます。例えば，がん告知などの大きなストレスにさらされたとき，人間はさまざまな方法で自分のこころを守ろうとします（※2）。そのこころの守り方にはある一定のパターンがあり，医療者はその守り方のパターンを知っておくことで対応方法の引き出しが増え，ケアが上手にできるようになります。

> ― point 1 ―
> **人間は自分のこころを守ろうとする**
> 患者さんのストレスに対するこころの守り方（防衛機制）を知っておくことが，ケアの手がかりになる。

薬丸 先生　ストレスからこころを守るパターンがあること，それを知っておくと，ケアが上手にできるようになるんですか。とても興味深いです。
　　　　　では佐藤さんの場合は，どうやってこころを守ろうとしているのですか？

清水 先生　佐藤さんの解説をする前に，薬丸先生に質問ですが，佐藤さんとの面談を終えた後，薬丸先生はどのような気持ちになりましたか？

薬丸 先生　「失敗しちゃったなぁ」と思って，けっこう悲しい気持ちになりました。
　　　　　何が良くなかったのだろうって，ずいぶん悩みました。

清水 先生　このケースは誰が担当しても難しいと思うので，薬丸先生の対応を「失敗」というのは言いすぎであるような気がしますし，患者さんに「帰ってください」と言われれば誰でも悲しい気持ちになると思います。
　　　　　ところで，なぜこのような質問をしたかというと，薬丸先生のストレスとの向き合い方と佐藤さんのそれを比較することが参考になると思ったからです。薬丸先生が悲しい気持ちになったように，つらい出来事が自分に起きたときに，そのことをきちんと認識したうえで悲しむことは，その出来事を消化して前に進むために必要なプロセスだといわれています。
　　　　　悲しみという感情は傷ついたこころを癒す働きがあるのです（図1）。

薬丸 先生　それは知りませんでした。悲しむことも大切なんですね。ほほう…。

※1：定式化するリスクとしては，①「この患者さんは受容している」，「この患者さんはうつなんだ」と単純化しすぎる，②過度に決めつけてしまう，③医療者が患者さんのことをわかったつもりになってそれ以上深く知ろうとしなくなったりする，などがあります。※2：専門用語では「防衛機制」といいます。

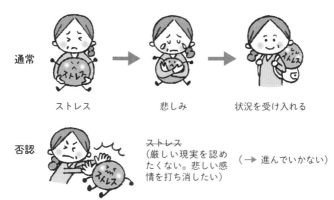

通常　ストレス　悲しみ　状況を受け入れる

否認　ストレス（厳しい現実を認めたくない。悲しい感情を打ち消したい）（→ 進んでいかない）

図1　ストレスとの向き合い方：否認

清水 先生　では，佐藤さんのこころはつらい出来事に対してどのように動いているのでしょうか。

主治医の吉田先生によると「根治ができない」という説明を佐藤さんにしているはずですが，薬丸先生と話しているときの佐藤さんは「抗がん薬で根治ができる」と言っています。「根治できない」ということは伝えられていて，かつ全般的な物事の理解力は保たれているとすると，佐藤さんには「否認」という心理が働いている可能性を第一に考えます（※3）。

先ほど，つらい出来事をこころのなかで消化するためには，そのことを認識して悲しむ必要があるとお話ししました。しかし，ある事実がその人にとってあまりに受け入れがたくて直視することが難しいものである場合には，その事実自体を見ないようにしたり，否定したりすることで，こころを守ろうとすることがあります。このこころの動きを「否認」というのです。

薬丸 先生　その事実を見ないようにして，こころを守るんですね。ふんふん。

point 2

否認とは
患者にとって事実が受け入れがたいものであるとき，その事実を見ないようにしてこころを守ることを「否認」という。

※3：「否認」と評価する前に，①説明が明確でなくて誤解が生じた可能性や，②認知症などで理解力全般が低下していて，説明が伝わっていない可能性を除外する必要があります。

清水 先生　佐藤さんのように主治医の説明と異なることをおっしゃる患者さんに出会ったときに，多くの医療者は「この患者さんは病状を理解していない」と考えるのではないでしょうか。しかし，もし「否認というこころの動きがある」という引き出しをもっていると，「この患者さんはまだ事実を受け止めるこころの準備ができていないのかもしれないな」と理解することができます。

薬丸 先生　なるほど，「理解が足りない」と捉えるのと，「まだ，こころの準備ができていないのだな」と考えるのとでは，だいぶ説明する側の気持ちも変わってきますね。

清水 先生　看護記録にあった「病気には絶対負けません」という発言や，薬丸先生に見せた不自然なほどの笑顔も，厳しい現実を認めたくない，悲しい感情を打ち消したいというこころの動きの表れのように思います。

薬丸 先生　なんとなくおかしいなぁとは感じたのですが，そういったサインに気づくことも大切ですね。

清水 先生　また，がんの診断を受けてからまだ日が浅かったことも，佐藤さんのこころの準備が整っていないことと関係していたかもしれません。
佐藤さんにとって，思い描いていた「穏やかな老後」を失ってしまうということは，すぐには認めにくかったように思います。

否認する患者さんへの対応

薬丸 先生　なるほど，佐藤さんの気持ちが少し想像できる気がします。
しかしそれでも難しいのは，佐藤さんの「私の使う抗がん薬はどれくらい治療を続けると治るのですか？」という質問です。僕はつい正確に伝えなければと思って，佐藤さんが認めたくない事実を伝えてしまったわけですが…。

清水 先生　そうですね，これはなかなか難しいポイントですね。
まず「否認」といってもいろいろとあるので，佐藤さんがどのように物事を捉えているのかを知ることが手がかりになります。
そこで，「主治医の吉田先生からはどのように聞かれていますか？」とか，「佐藤さんがすでに知られている情報があれば教えてください」などと，質問してみるのもよいかもしれません。

薬丸 先生　なるほど。正しい情報提供をしようとする前に，佐藤さんのこころの内を知るわけですね。
例えば，佐藤さんから，「抗がん薬は昔に比べるとかなり進歩したと吉田先

生から聞いているが，具体的にいつまでに治るかということは聞いていない」といったお返事がありうるでしょうか。
その場合，どう答えたらよいのでしょうか。

清水 先生 考え方としては「ウソにはならない範囲で，事実と向き合わないようにしている患者さんのこころの動きを脅かさない」ということになるでしょうか。例えば，「確かに著しい進歩がありますね」と本人の希望を支えたうえで，「ただ，治療をいつまで続ける必要があるのかは，個々の病状によって大きく異なります。吉田先生に確認してみますが，吉田先生から直接聞かれたほうがよいかもしれません」と，私なら答えるかもしれません。

薬丸 先生 そういう答えだと，この場ではっきりとした答えが聞けず，佐藤さんとしては釈然としないでしょうけど。

清水 先生 この場面で佐藤さんが受け入れられるのは，「治りますよ」という内容が含まれる答えだけです。それは明らかに誤った情報を伝えることになってしまうので，この場合は「こころの動きを脅かさない」という目標を達成すればよいのです。

---

point 3

否認への対応

① 患者さんの理解度を知るために，状況をどう認識しているかを尋ねる。

② ウソにならない範囲で，患者さんのこころの動きを脅かさない返答をする。

多職種による連携のポイント

薬丸 先生 この場のやりとりはよいとして，佐藤さんの病状認識のずれは，このままにしておいてよいのでしょうか。

清水 先生 おっしゃるとおりです。その事実と向き合うことができないから「否認」しているのですが，「否認」していることでさまざまな弊害が生じるでしょう。佐藤さんの場合，「抗がん薬治療をすれば病気を治せる」という考えが修正できないと，「どんなに副作用がつらくても頑張って抗がん薬治療を続ける」ことになり，佐藤さんにとって今後の良い生活を支えるための治療であるはずが，本末転倒になってしまいます。

判断は難しいのですが，
① どの程度，患者本人がその状況を受け入れる準備があるのか，
② 病状を理解しないことでどの程度の問題があるのか，
という 2 点を考慮しながら，徐々に患者本人が自身の状況と向き合えるような手助けをすることを基本的には考えます。

かなりまれなケースですが，そのことを伝えることで患者さんが精神的に破綻してしまうと考える場合は，伝えない選択をとることもあります。例えば，代諾者（多くはご家族）に十分な説明をしたうえで，患者本人には簡単な説明にとどめる（例えば，副作用をみながら抗がん薬を続けていく）というやり方もあるでしょう。

薬丸 先生　そうすると，僕はどうしたらよいのでしょうか。

清水 先生　薬丸先生と患者さんのやりとりを，吉田先生や，病棟の看護師さんと共有することが，チーム医療において大きな意義があります。薬丸先生がもたらした情報から，ご本人がまだ病状を受け入れる準備ができていないことが共有され，今後どのような病状説明をしていったらよいのか，医療チーム全体で考えていくことができます。

おそらく，吉田先生がきちんと場を設けて，もう一度病状説明の機会をもつことになるのではないでしょうか。可能であればご家族に同席していただいて，ご本人の気持ちに十分配慮しながら，根治は難しいことを改めて伝えることになるでしょう。

---

point 4

否認への対応　－チーム医療のアクション－
① 否認している患者さんにどう情報提供するかは，医療チーム全体で考える。
② 薬剤師は，自分の知り得た情報を医療チームで共有する。

怒らせてしまった患者さんとの今後の関わり方

薬丸 先生　なるほど，わかりました。チーム医療に貢献できるのですね。ただ，怒らせてしまった佐藤さんのもとに，もう一度は行きにくいですね…。

清水 先生　そうですね。当然そういう気持ちになりますね。
しかし，佐藤さんが怒ったのは，薬丸先生に落ち度があったからではなく，ご本人の「病気が怖い」という気持ちが形を変えて出てきたからともいえますので，薬丸先生は少なくとも「自分に落ち度があった」とは思わなくてよ

いと思います。そういう意味では謝る必要もないのかもしれませんが，改めて病状説明がされた後のタイミングなどに，「自分の言葉がきっかけで，気分を害してしまったことは申し訳ないと思う」と伝えて，「服薬管理は，佐藤さんにとって大切なことなので，継続して訪室したい」と提案してはいかがでしょうか。佐藤さんもどこか申し訳なかったと思っているでしょうから，逆に薬丸先生に謝られるかもしれません。もし，それでも拒否される場合は，主治医や看護師さんに委ねたらよいと思います。

また機会があれば，患者さんの「怒り」についてお話ししようと思いますが，薬丸先生への「怒り」が続く場合は八つ当たりのようなものとも捉えられるので，自分を責めずに淡々と受け流すのがよいと思います。

─ point 5 ─

患者さんが怒ってしまったら
① 病気への怒りが形を変えて出てきている可能性もあるので，過度に自分を責めないようにする。
② 信頼関係の再構築を目指すが，患者さんの反応によっては，関わり続けなければならないと必ずしも思う必要はない。
③ 自分一人では冷静になれない場合も多く，精神科医や公認心理士，信頼できる医療チームの仲間に相談する。

➡ その後の経過…

薬丸先生が佐藤さんの情報を吉田先生と担当看護師に共有したところ，「そうだったんだ。教えてくれて助かったよ。もう一度ゆっくり時間をとって，丁寧に説明してみる」とのことだった。

吉田先生は佐藤さんとご主人との面談の時間をとり，治療の目標は根治ではなく，病気と付き合っていくことであると改めて伝えたところ，佐藤さんは大きくショックを受けている様子で涙ぐんでいた。しかし，「病気と付き合いながら，でも佐藤さんがやりたいことができるように精一杯応援する」という吉田先生の言葉に，「わかりました」と答えた。

薬丸先生は，その3日後，佐藤さんの病室を訪れることにした。前回のいきさつがあったので，事前に看護師から佐藤さんに一言，「薬剤師の薬丸先生が明日説明に来ると思いますので，薬のことでわからないことがあれば聞いてくださいね」と声をかけてもらった。佐藤さんも「ぜひお願いします」と答えたので，薬丸先生は少し緊張しながらベッドサイドに赴くことができた。

薬丸 先生 薬剤師の薬丸です。その後，体調はどうですか。

佐藤 さん 大きく変わりはありません。

薬丸 先生 先日は私の言葉でご気分を害してしまったようで，すみません。ただ，薬の説明は佐藤さんにとって大切なことだと思いますので，よろしければ引き続きお伺いしたいと思っています。

> 拒絶されたら傷つくけど，介入を続けることは，はっきりさせておいたほうがよいな

佐藤 さん どうぞよろしくお願いします。こちらこそ，大人気ないことを申し上げて本当にすみませんでした。薬丸先生が誠実に仕事をされていることはわかっていたのですが，私の気持ちにゆとりがなかったのだと思います。

> ストレスからこころを守る方法を知っていると役に立つんだな。ほかにはどんなものがあるのかな？

薬丸 先生 そうだったんですね。
それでは早速，説明に移りたいと思います。

— *point* —

患者さんが怒り出してしまったときに
思い出したいポイントまとめ

1
p.26 →

人間は自分のこころを守ろうとする

患者さんのストレスに対するこころの守り方（防衛機制）を知っておくことが，ケアの手がかりになる。

2
p.27 →

否認とは

患者にとって事実が受け入れがたいものであるとき，その事実を見ないようにしてこころを守ることを「否認」という。

3
p.29 →

否認への対応

①患者さんの理解度を知るために，状況をどう認識しているかを尋ねる。

②ウソにならない範囲で，患者さんのこころの動きを脅かさない返答をする。

4
p.30 →

否認への対応 －チーム医療のアクション－

①否認している患者さんにどう情報提供するかは，医療チーム全体で考える。

②薬剤師は，自分の知り得た情報を医療チームで共有するようにする。

5
p.31 →

患者さんが怒ってしまったら

①病気への怒りが形を変えて出てきている可能性もあるので，過度に自分を責めないようにする。

②信頼関係の再構築を目指すが，患者さんの反応によっては，関わり続けなければならないと必ずしも思う必要はない。

③自分一人では冷静になれない場合も多く，精神科医や公認心理士，信頼できる医療チームの仲間に相談する。

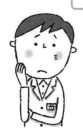

患者さんの機嫌が悪いのかと
思っていたけれど…。

CASE

02

つらい気持ちを聞き出そうとしては
いけない患者さんがいる

～患者心理・抑圧とは～

　がん告知などの大きなストレスに曝されたとき，人間はさまざまな方法で自分のこころを守ろうとします。こころを守ろうとするパターンはいくつかあり，CASE 01 では，そのうちの一つ「否認」を取り上げています。CASE 02 では，臨床現場でときどき出会う患者さんの特徴的な心理，「抑圧」について考えます。

　患者さんの精神的なつらさが気がかりであっても，そこに一歩踏み込めない状況で，どのように関わったらよいでしょうか。

登場人物

患者	河田一徹 さん	68歳男性。大手不動産会社に勤務し，65歳で定年退職するまで，営業畑を歩んだ。明るく社交的で，部下の面倒見がよく，親分肌で，「絶対あきらめるな」が口癖。一方，管理職の重責からか，ストレス発散のためにお酒とタバコは欠かせなかった。肺がんStage IVと診断され，化学療法導入目的で入院となる。
主治医	呼吸器内科 藤岡真一 先生	卒後15年目で臨床経験が豊富。鉄道ファンで，無人島に本を1冊持っていくとしたら，時刻表だろうと考えている。
看護師	横山佐和 さん	卒後10年目の看護師。気配りができるので病棟ではとても頼りになる中堅看護師。患者さんの悩みをキャッチすることが上手。

心配なことはありませんか？　と尋ねたら，
その質問はストレスになると言われてしまった…

　薬丸先生は化学療法導入に際して，河田さんの服薬指導を担当する。河田さんのベッドサイドを訪れる前に，主治医の藤岡先生に河田さんの様子を尋ねた。藤岡先生は「手術では取り切れない状態で根治は難しいことを書面で説明し，抗がん薬を使って治療していく方針を伝えました。河田さんは，『長年不摂生をしてきたバチがあたったんです。あとは先生にお任せしますので，煮るなり焼くなりしてください』とおっしゃいました。覚悟されているようにも見えましたが，内心どのようなお気持ちなのでしょう…」と，河田さんのこころの内が少し気になるような言葉をつぶやいた。

　河田さんのベッドサイドへ向かおうと準備をしていたら，担当看護師の横山さんから声をかけられた。「今から河田さんのところに行くんですね。河田さん，強がっているけど，実はとても不安なんだと思いますよ。先日少しだけお話をする機会があったんですが，『夜になると，心細くてしょうがないんだ』とボソッとおっしゃっていましたから…。こころのケアも必要かしら？　薬丸先生もちょっと気にかけてくれるといいかな」とのことだった。

　薬丸先生も「服薬指導のときに，精神面のつらさについても聞いてみよう」などと思いながら，病室に足を向けた。

河田さんと薬丸先生の実際のやりとり

薬丸 先生　はじめまして，薬剤師の薬丸と申します。河田さんですね。
（患者の基本情報について再確認した後に）治療が開始されるにあたって，何か気がかりなことはありますか？

> 体でつらいところはないかな？

河田 さん　ああ，特に…。
主治医の先生から聞いているので大丈夫です。

薬丸 先生　そうですか，お身体の症状で，痛いところとか，息が苦しいことはありませんか？

> 「大丈夫」と言っているけれど，精神面のつらさはないかな？

河田 さん　……。そうですね，大丈夫，大丈夫。

薬丸 先生　夜は眠れていますでしょうか？

河田 さん　どうだろう，まあ，寝てると思うよ。

薬丸 先生　そのほかに，何か心配なことや，気がかりなことはありませんか？

河田 さん　（面倒くさそうに）俺は大丈夫だよ。今までも多くの修羅場を体験してきて，社会の荒波をくぐってきたからね。
あなたのように心配そうな顔をされると，逆にストレスになるんだよ。気持ちも元気じゃないと病気に負けちゃうでしょ。

薬丸 先生　それは失礼しました。

CASE
02
抑圧している患者

薬丸先生は河田さんのベッドサイドを離れた後，モヤモヤとして釈然としない気分が続いた。河田さんの不安について，看護師の横山さんと情報共有して，精神面のケアのために気持ちのことも含めて質問しようとしたのだが，自分の関わりが逆にストレスになると言われてしまった。横山さんは不安がありそうだと言っていたけれど，河田さん自身は「大丈夫だ」と言っていた。
横山さんの情報が見当違いだったのだろうか？　薬丸先生は清水先生に相談してみようと思った。おっ，ちょうど清水先生が病棟にやって来た。

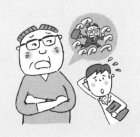

解説
患者さんへの情報提供の難しさ

薬丸 先生　清水先生，ある患者さんへの対応がうまくいかなくて，なぜうまくいかなかったのか，わからないんです。ちょっと相談にのってもらえませんか。

清水 先生　もちろんいいですよ。どんな状況だったのですか？

薬丸 先生　（河田さんとのやりとりについて説明する。）

清水 先生　なるほど，そんなことがあったのですね。薬丸先生は，担当看護師の横山さんから事前の情報提供があり，河田さんの不安に対するケアもしなければと思ってベッドサイドに行ったけれど，河田さんからは「心配そうな顔をされると，逆にストレスになる」と言われてしまったのですね。
薬丸先生としては，こころのケアを含めて誠実に対応しようとされていたわけで，患者さんへの関わりが一筋縄ではいかないことがわかる場面だと思います。

薬丸 先生	一生懸命やっているつもりなんですが，なかなかうまくいかないと感じることも多いです。僕はどうすればよかったのでしょうか。
清水 先生	頑張ってもうまくいかないという体験を繰り返すと，精神的な疲労が溜まりますが，薬丸先生は大丈夫ですか？
薬丸 先生	僕は今のところ大丈夫だと思いますけど，気をつけます。

ストレスに対するこころの守り方・抑圧

清水 先生	さて，患者さんの心理については，定式化しすぎるとよくないことも多々ある（※1）のですが，CASE 01 と同様，ここではわかりやすくするために単純化して説明しますね。
薬丸 先生	はい。
清水 先生	CASE 01 で説明した「否認」（p.27）もそうですが，がん告知などの大きなストレスに曝されたとき，人間はさまざまな方法で自分のこころを守ろうとします（※2）。
薬丸 先生	こころの守り方にはある一定のパターンがあって，その守り方のパターンを知り，対応方法の引き出しを増やすことで，ケアが上手にできるようになるのですよね。 CASE 01 で，正確な事実を告げることが，かえって患者さんのこころの動きを脅かしてしまうことを知り，否認について勉強してからは自分の対応にも少し幅が出てきた気がします。 今回はまた違ったパターンのように見えますが，河田さんはどうやってこころを守ろうとしているのでしょうか？
清水 先生	河田さんは，実は，病気になってとても不安で悲しいのだと思いますが，ネガティブな感情を押し殺しているように見えますね。 例えば，「俺は大丈夫だよ，社会の荒波や修羅場をくぐってきたからね」という発言は，一見豪胆に見えますが，看護師の横山さんには心細い胸の内を打ち明けているので，病気にまつわる不安は強く存在するように思います。 また，「あなたのように心配そうな顔をされると，逆にストレスになるんだよ」という言葉からは，「必死に押し殺している感情のふたを開けないでく

※1：定式化された理解は，その患者さんの一面を示しているにすぎないので，すべてを単純化することは間違った理解につながり危険です。また，定式化するとわかったつもりになって，それ以上深く知ろうとしなくなったりすることがあります。※2：専門用語では「防衛機制」といいます。CASE 01 (p.26) も参照。

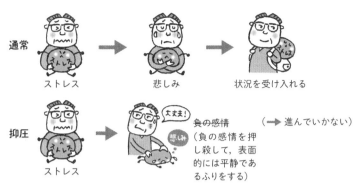

図1 ストレスとの向き合い方：抑圧

れ」と言っているようにも聞こえます。

このように，負の感情を押し殺して，表面的には平静であるふりをすることを，「抑圧」といいます（図1）。否認はつらい事実そのものを見ないようにするのですが，抑圧は事実は認めながらも，その事実に伴って喚起される感情を押し殺す，という違いがあります。

薬丸 先生 つらい事実を押し殺すことを「否認」，つらい事実によって出てくる負の感情を押し殺すことを「抑圧」というのですか。

清水 先生 感情について少し説明しますね。

不安や怒り，悲しみなどのネガティブな感情は，わきあがるときはつらいものですが，しかしそれぞれに大切な役割があって，むやみに押し殺さないほうが本当はよいのです。

例えば，悲しみは傷ついたこころを癒してくれるので，前に進むために必要な感情だと考えられています。

薬丸 先生 負の感情にも役割があるんですね。

清水 先生 はい。しかし，悲しみを表現することは，弱い人間がやることだと思っていたり，恥ずかしいことだと思っていたりする人ってときどきいませんか？

薬丸 先生 そういえば…，いますね。僕も父親に「人前で泣くなんてみっともないことだ」と言われた記憶がありますし，実際に恥ずかしいと思ってしまいます。

清水 先生 そうですよね。実は，私も以前はそう思っていました。そして，その傾向がとっても強くなると，つらい気持ちを表現することをとても恐れるようになってしまうのです。そうすると，「抑圧」するようになります。

> ― point 1 ―
> **抑圧とは**
> つらい感情を表現することを恐れている患者の場合，感情を押し殺して，一見なんともないふりをしてこころを守ろうとすることがあり，このことを「抑圧」という。

薬丸 先生　つらい気持ちを表現することを恐れてしまう…。なるほど。
僕は，つらいときでもぐっと気持ちを押し殺している人を強いと思っていましたが，そうではなくて，「つらい気持ちを表現することを恐れている」と捉えると，だいぶ印象が変わってきますね。

清水 先生　はい，そうです。確かに感情を抑圧する人は一見強そうに見えますし，あまり大きくないストレスであれば，このやり方でもなんとかやっていけるでしょう。
しかし，ストレスが大きい場合には注意が必要です。「悲しみ」，「恐れ」，「悔しさ」といった負の感情を押し殺してばかりいると，あるとき一気に気持ちが折れてしまって，うつ病のような状況になってしまいます。精神的な健康という観点からは，あまり上手なこころの守り方ではないと考えられます。

薬丸 先生　それは知りませんでした。悲しむことも大切なのですね。

> ― point 2 ―
> **ストレスが大きい場合は注意が必要**
> 「抑圧」はこころの守り方としては望ましいものではなく，一気に気持ちが折れてしまって「うつ病」や「適応障害」のような精神疾患に至ることがある。

抑圧する患者さんへの対応

薬丸 先生　抑圧について教えていただいて，河田さんのことが少し理解できたような気がします。そうすると，僕はどのように関わったらよいのでしょうか。

清水 先生　「抑圧」はあまり望ましいものではないと説明しましたが，その人が長年慣れ親しんだこころの守り方だとすると，それを無理に変えようとするのは逆効果になります。
例えば，感情面に触れるような話題を振ったときに，「大丈夫」というよう

な返事をされる人の場合は，薬丸先生が心配するような状況があってもそれ以上深入りせずに，「大丈夫ですか。わかりました」と言葉どおり受け止めるのがよいと思います。もし本当に大丈夫なのであれば，患者さんの状況に的確に対応したことになりますし，抑圧している場合であれば，つらい気持ちを表現することを恐れる患者さんのこころをそれ以上刺激しないので安全です。

河田さんのケースについては，「自分の感情を押し殺しながらも，ストレスと向き合っているんだ」ということを理解して，そのやり方を尊重すること，つまりこちらからは感情には踏み込まないということがキーになるでしょう。

─ *point* 3 ─

その人のこころの守り方を尊重する
こころの守り方は人それぞれのやり方があり，急には変えられない。
「抑圧」している場合は，そのやり方を尊重する。

コミュニケーションの階層を意識して関わる

薬丸 先生　感情には踏み込まずに関わる…というのは，どうしたらよいのでしょうか。ちょっと難しい気もしますが。

清水 先生　コミュニケーションのレベルを意識して関わるとよいのかもしれませんね。コミュニケーションは浅いところから深いところまで，4つのレベルがあるといわれています。

浅いほうから順に，①あいさつレベル，②事実・数字レベル，③信条・信念レベル，④感情レベル，の4つです[1]（図2）。

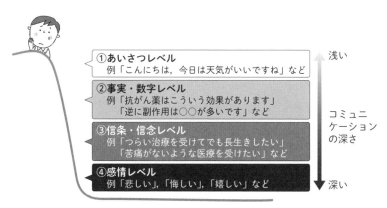

①**あいさつレベル**
　例「こんにちは，今日は天気がいいですね」など

②**事実・数字レベル**
　例「抗がん薬はこういう効果があります」
　　「逆に副作用は○○が多いです」など

③**信条・信念レベル**
　例「つらい治療を受けてでも長生きしたい」
　　「苦痛がないような医療を受けたい」など

④**感情レベル**
　例「悲しい」，「悔しい」，「嬉しい」など

浅い　コミュニケーションの深さ　深い

図2　コミュニケーションのレベル

①あいさつレベルは「こんにちは，今日は天気がいいですね」みたいな話です。これは，「あなたに好意をもっていますよ（敵意はもっていませんよ）」ということを伝えるためのもので，内容にそれ以上の意味はない会話です。②事実・数字レベルになると，「今回投与する抗がん薬はこういう効果があります」，「逆に副作用は〇〇が多いです」，といったもので，③信条・信念レベルになると「つらい治療を受けてでも長生きしたい」とか，「苦痛がないような医療を受けたい」とか，「家族には迷惑をかけたくない」というような内容です。④感情レベルになると，文字どおり「悲しい」，「悔しい」，「嬉しい」という内容になってきます。

[薬丸 先生]　わかりやすいですね。

[清水 先生]　抑圧している人の場合は，特にネガティブな話題については，より深いレベルである感情レベルの話はしないほうがよいでしょうし，信条・信念レベルも感情を喚起しやすいので，一般的には事実・数字レベルの話にとどめておいたほうがよいでしょうね。服薬指導であれば，抗がん薬を中心とした情報提供のみの内容にとどめるということでしょうか。

何かのはずみで信条・信念レベルや感情レベルの話になったときにも，もしご本人から「大丈夫」というような反応があるときは，それ以上は踏み込まずに話題を変えるのがよいでしょう。

― *point* 4 ―

コミュニケーションのレベルを意識する
感情を抑圧している患者さんの場合，深いレベルのコミュニケーションに踏み込むときは注意が必要。

[薬丸 先生]　なるほど。ただ，もし河田さんが実際にはつらい気持ちをもっていたとしたら，そのつらい気持ちはどうしたらよいのでしょうか。
河田さんのこころが折れてしまわないか，心配です。

[清水 先生]　そうですよね，心配になりますね。
しかし，繰り返しになりますが，その人のこころの守り方は長年培ってきたものですから，簡単に変わるようなものでもないでしょうし，他人が変えることができるようなものでもありませんからね。

[薬丸 先生]　もどかしいですね。

[清水 先生]　ただ河田さんは，看護師の横山さんには悩みを打ち明けていますよね。

薬丸 先生　確かにそうですね。

清水 先生　すべての人に対して感情を押し殺す人もいれば，一部の人だけに胸の内を打ち明ける人もいます。あくまで想像ですが，河田さんが「社会の荒波をくぐってきた」としたら，薬丸先生には会社の後輩のような存在を重ね合わせたかもしれず，特に弱い自分を見せたくなかったのかもしれません。
しかし，同性にはライバル意識があって弱みを見せられなくても，異性にはこころを許す人もときどきいます。また，医療者には打ち明けられなくても，家族には話せる，患者さん同士なら話せる，などさまざまです。
こころを許せるかどうかは，その人のケアの技量とは関係ないところで決まることが多いので，患者さんが自分に悩みを打ち明けなかったとしても，がっかりしないでくださいね。

薬丸 先生　少しほっとしました。

多職種による連携のポイント

清水 先生　それから，患者さんにとって胸の内を話しやすい人と，話しにくい人がいるという観点からも，やはり多職種で情報を共有することは大切でしょう。
「感情を押し殺すタイプだから，無理に踏み込んではいけないけれど，患者さんがこころを許せる人が，ご本人のペースに合わせてつらい気持ちについて聞いていく」という方針になることも多いですね。
また，医療者以外の誰に気持ちを打ち明けられるのか，そして家族との関係についてもアセスメントしておくとよいかもしれません。

河田さんとの今後の関わり方

薬丸 先生　わかりました。ただ，僕の場合は河田さんを怒らせてしまったように思うので，もう一度ベッドサイドに行きにくいですね。
何か申し訳ない気持ちもあります。

清水 先生　そうですね。当然そういう気持ちになりますね。
しかし，薬丸先生の「何か心配なことや，気がかりなことはありませんか？」という声かけは，普通の患者さんだったら何の問題もないはずの質問ですよね。そして今回のケースは，患者さんの「つらい気持ちを表現することが怖い」という気持ちが，形を変えて出てきたものですが，そこまで予測して対応することは難しいのではないでしょうか。
今後は「抑圧」というこころの守り方の引き出しを増やして，対応していた

（縦書き）CASE 02　抑圧している患者

だければと思いますが，今回のことに対して「申し訳なかった」とか，「自分に落ち度があった」とは思わなくてよいと思います。

次の訪室時の段取りについては，それほど明確に関わりを拒絶されたわけでなければ，何事もなかったかのようにもう一度訪室すればよいでしょう。もし拒絶のニュアンスが強かった場合は，看護師の横山さんから，「薬剤師さんがこれから薬の説明に来ますからね」と訪室前に一言，前振りしておいてもらうほうがよいかもしれません。横山さんに相談すれば，次の訪室までにうまくフォローしておいてくれるかもしれませんね。

もし前振りをして，それでも訪室を拒否される場合は，無理に関わり続けるのはお互いの心理面でのデメリットが大きいので，薬剤師による服薬指導が十分できないことによる支障は生じますが，主治医の藤岡先生にその役割を委ねることができたらよいと思います。

薬丸 先生 実際に次に訪室する際は，どのように声をかけたらよいでしょうか。

清水 先生 緊張するかもしれませんが，「うまくやらなきゃ」と思うと逆にギクシャクしてしまいますので，「ダメならダメでしょうがない」と思ってください。繰り返しになりますが，薬丸先生の落ち度ではないですし，相性の部分が大きいですから。

そして，河田さんは暗い雰囲気を恐れているようなので，最初に「こんにちは」と不自然にならない程度に明るく声をかけたら，河田さんも安心できると思います。

➡ その後の経過…

> 病棟でカンファレンスがあり，薬丸先生は河田さんの情報を主治医の藤岡先生と担当看護師の横山さんをはじめとしたチームの看護師に伝えた。「そうだったんだ。河田さん，結構強がるところがあるからね」という理解を共有し，今後の関わりの方針としては，無理に聞き出してはいけないが，河田さんから感情を吐露される場合は少しずつ心情について傾聴していこうということになった。藤岡先生は「もし河田さんとの関わりがうまくいかなければ，私が必要な説明はするよ」と言ってくれた。
>
> 別の日，横山さんが河田さんに「薬丸先生はとても誠実で，薬のことも本当によく知っているからきちんと話を聞いてくださいね」とフォローしてくれたこともあり，2回目の訪室はスムーズだった。その後，薬丸先生は薬に関する情報提供に徹し，ネガティブな感情には触れないようにしていた。

薬丸 先生　こんにちは。
（4回目の訪室。今回も薬に関する情報提供にとどめていた。）

河田 さん　薬丸先生を見ていると，とても信頼していた部下のことを思い出すよ。
私も強がっているけど，夕方から夜になるときは実はとても不安になることがあるんだ。

> 胸の内を少しだけ話してくれた…。ほっ

薬丸 先生　河田さんも外が暗くなるときには，不安になられるのですね…。

　河田さんが自身の感情について薬丸先生に話したのは，その一度きりであったが，退院のときは「薬丸先生の情報提供はわかりやすくてとても助かったよ」と丁寧にお礼を言って帰られた。

point

感情を抑圧している患者さんと接するときに 思い出したいポイントまとめ

1 p.40 →

抑制とは

つらい感情を表現することを恐れている患者の場合，感情を押し殺して一見なんともないふりをしてこころを守ろうとすることがあり，このことを「抑圧」という。

2 p.40 →

ストレスが大きい場合は注意が必要

「抑圧」はこころの守り方としては望ましいものではなく，一気に気持ちが折れてしまって「うつ病」や「適応障害」のような精神疾患に至ることがある。

3 p.41 →

その人のこころの守り方を尊重する

こころの守り方は急には変えられない。
「抑圧」している場合は，そのやり方を尊重する。

4 p.42 →

コミュニケーションのレベルを意識する

感情を抑圧している患者さんの場合，深いレベルのコミュニケーションに踏み込むときは注意が必要。

【参考文献】
1) 堀越　勝・著：ケアする人の対話スキル ABCD，日本看護協会出版会，2015

03

医療者に甘えることでストレスを和らげようとする患者さんがいる

～患者心理・退行とは～

　自分のこころを守ろうとする防衛機制の患者心理にはいくつかのパターンがあり，CASE 01では「否認」，CASE 02では「抑圧」を取り上げました。そしてCASE 03では，「退行」について取り上げます。

　患者さんの不安な気持ちに寄り添いたいと思う反面，患者さんに頼られてしまい，毎回，面談時間が長引いて仕事に支障が出てきてしまった…というケースの対応について考えます。

--- 登場人物 ---

患者	前川恵子 さん	38歳女性。乳がんの術後補助化学療法を受けている。本人によると，10歳のときに母親を乳がんで亡くしており，父親は仕事で忙しかったので，優しい兄が頼りだったとのこと。高校卒業後は調理師の仕事をしている。一人暮らし。
主治医	乳腺外科 吉岡直美 先生	卒後15年目。臨床経験が豊富で患者の声にもよく耳を傾け，丁寧な診察を行っている。

「先生に会って話せると安心する」と言い,
毎回長時間の面談になってしまう…

前川さんは,情緒不安定になりやすい方だった。乳がんの診断が告げられた直後に泣き出してしまい,看護師が長時間付き添う必要があった。なんとか手術を施行し,術後補助化学療法を行っているが,不安定な様子は変わらなかった。主治医の吉岡先生は,診察のたびに前川さんから「○○は大丈夫でしょうか」と質問攻めにあい,正直なところかなりうんざりしていた。看護師の間でも前川さんを支えなければという認識は共有していたが,一度話し出すと切り上げることができないため,対応に困っていた。

薬丸先生は初回の化学療法から介入しており,制吐薬の使用法についてのアドバイスが効果的であったことをきっかけに,「先生の顔を見ると元気が出ます！」と頼りにされるようになった。来院するたびに面談し,60分以上の時間を要している。ほかの業務に支障が生じているのが悩みだが,看護師からは「前川さんには薬丸先生が必要なのですよ。先生がいると彼女の表情が明るくなるもの」と言われたこともあり,長時間の面談を繰り返していた。

本日も,看護師から「前川さんが『薬丸先生に,今すぐ会いたい』と言っています。お願いしますね！」との電話連絡があったので,外来待合に向かった。

前川さんと薬丸先生の実際のやりとり

薬丸 先生 前川さん,どうされました？

前川 さん あ,先生。今日は先生に会えないんじゃないかって思って不安でした。でも,会えてよかった。嬉しい。(前川さんはそう言うと,急に肩を震わせて泣き出した。)

薬丸 先生 大丈夫ですか？

前川 さん 化学療法が終わった後はだるくて,とてもつらいんです。それに今日は主治医の吉岡先生が出張でいらっしゃらないと聞いて。来たらいないだなんで,とても不安でした。でも薬丸先生がいてくださったから,安心しました。

いつも頼りにしてくれるけれど…

薬丸 先生 そうでしたか。もう大丈夫ですよ。

前川 さん	先生，私が点滴に来るときは，必ずいてくださいね。そうでないと私は不安でどうにかなっちゃいそうです。先生が来てくれるから，先生に会えるから，がんばってここに来る意味があるんです。
薬丸 先生	そうなのですね。できるだけお顔を拝見できるようにしますね。 ただ実は，次回の治療の日は，病院を不在にしていてお目にかかれないんです。
前川 さん	えー。それじゃあ困ります。せっかく先生の顔を見て安心したのに，それを聞いてもう一気に不安になっちゃいました。なんとかしてください。
薬丸 先生	申し訳ありません。でも，その日は不在なので…。
前川 さん	えー，私どうしたらいいんだろう。困っちゃう…。
薬丸 先生	……。わかりました，なんとか都合をつけるようにします…。
前川 さん	本当ですか。わがまま言ってごめんなさい。 でも，とっても嬉しい。

不安な気持ちを支えてあげたいけれど…

CASE
03 退行している患者

前川さんの気持ちに応えるばかりでよいのかな…？

　その後も話は途切れず，面談に60分を要してしまった。薬丸先生は業務がまだたくさん残っていることを思い出し，とても気が重くなった。
　次回の前川さんの来院日は，学会に参加して勉強しようと思っていた日だったが，会う約束をしてしまったので，楽しみにしていたシンポジウムの聴講がかなわなくなってしまった…。1人の患者さんにそこまでして面談を続けなければならないのだろうか…と，薬丸先生はモヤモヤした気持ちになっていたが，そんなときにちょうど清水先生とすれ違った。

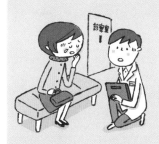

ストレスに対するこころの守り方・退行

薬丸 先生　清水先生，患者さんのことでちょっとご相談したいことがあるんですが，どこかでお時間をとっていただけないでしょうか。

清水 先生　今，外来が始まるまで少し時間があるから，それまでだったらいいですよ。ここじゃあなんだから，精神科の外来診察室で話しましょうか。

薬丸 先生　ありがとうございます！（その後，診察室に移動する。）

清水 先生　で，どうされたのですか。

薬丸 先生　（前川さんとの具体的なやりとりについて説明する。）

清水 先生　そんな患者さんがいらっしゃるんですね。前川さんの要求はどんどん大きくなって，薬丸先生の負担になってきている…と。

薬丸 先生　そうなんです。前川さんに寄り添わなければと思うんですけど，ほかの患者さんも待っているし，体は1つなので，とても悩みます。

清水 先生　それは大変ですね。
CASE 02で説明した「抑圧」（p.35）もそうですが，がん告知などの大きなストレスに曝されたとき，人間はさまざまな方法で自分のこころを守ろうとします。

薬丸 先生　防衛機制というものですね。
前川さんはどうやってこころを守ろうとしているんですか？

清水 先生　前川さんの振る舞いは，どこかで見たことがありませんか？

薬丸 先生　どこかで見た？　うーん，どこだろう？

清水 先生　言葉遣いを変えるとわかりやすいかな。
「薬丸先生，早く会いに来てよ〜，お願い〜」，「いつもそばにいてくれないと嫌だ〜，いないと泣いちゃうよ〜」。

薬丸 先生　あっ，そうか！　小さな子どもがわがままを言っているような感じですね。

清水 先生　そう。幼児のように，無理に自分の要求を通そうとしている前川さんは，いわば駄々っ子になっていますね。これを専門用語では成長の反対の意味で「退行（子ども返り）」といいます。

─ point 1 ─

退行とは

過度のストレスによって，弱くなってしまった自分を守ってもらいたいという欲求が強まり，幼児のように周囲の気を引く行動をとることを「退行」という。

薬丸 先生 なぜ，そうなっちゃうんでしょうか？

清水 先生 一説には，その人が子どもの頃に親の愛情に満足できなかった場合，かまってもらうために周囲の気を引く行動をとる癖がつくというものがあります。大人になって精神的に成熟すると，そういう行動は影をひそめるようになりますが，ストレスが強まると自分のこころを守るために，そのような行動が顔を出すのです。

推測にすぎませんが，前川さんは早くにお母さんが亡くなられているので，甘えていたお兄さんの役割を，今は薬丸先生に求めているという仮説が成り立ちます。

薬丸 先生 へー，そういうものなんですね。

清水 先生 ただ，程度の問題であって，退行することによってストレスを発散することは誰にでもよくあることなんです。例えば内科の加藤先生，仕事でストレスが溜まると，行きつけのスナックに立ち寄ると言っていた…。

薬丸 先生 あぁ，一度ご一緒したことがありますけど，スナックのママに慰められたり，発破をかけられたり，まさに息子のようになっていました。

清水 先生 あと，看護師の吉田さんは忘年会のときの話題で，仕事で疲れるとお気に入りのぬいぐるみに「今日は大変だったんだよ〜」って話しかけるって言っていましたよね。

薬丸 先生 そういえばそう言っていましたね。えっと…，実は僕，チョコレートパフェを妻に食べさせてもらうのがすごく好きなんですが，これも退行ですか？

清水 先生 はぁ〜そうなんですね，それも退行です（苦笑）。

ただ，加藤先生も吉田さんも薬丸先生も，一時的なストレス発散のために相手が許容できる範囲で甘えている。そして，仕事の場面など必要なところでは大人に戻ってきちんと役割を果たす。こうやってうまくストレスを発散するのは健康的な退行なんですよ。

薬丸 先生 健康的な退行…。では，前川さんの場合は？

清水 先生 前川さんの場合は，問題のある（病的な）退行です。まず時間的にも持続しています。また，要求の程度も強く，周りの人に負担がかかります。問題ある退行を繰り返していると周りの人にうんざりされてしまって，人間関係を壊してしまいます。

そして前川さん自身も，問題に向き合うことを放棄してしまっており，例えば，納得のいく意思決定ができなくなってしまうというデメリットもあります。

point 2

退行の程度
・健康的な退行（一時的で周囲が許容できる程度のもの）は誰にでもあるが，時間的に持続し，程度が強くなると病的な退行になる。
・病的な退行は，①自分自身で問題に取り組むことを放棄してしまう，②周囲の負担になり人間関係が破綻する，などの悪影響が生じる。

退行する患者さんへの対応

薬丸 先生 それでは，僕はどう対応したらよいでしょうか。

清水 先生 子どもが駄々をこねたときに，大人はどうやってうまく対応しますか？甘やかしますか？

薬丸 先生 いや，そうはしませんね。突き放すわけではなく，うまくたしなめたり，諭したりしますね。でも患者さんにはどう対応したらよいかわかりません。

清水 先生 では1つコツをお教えしますと，「継続して関わることができる人間関係の距離を保ちながら支える」というものがあります。

薬丸 先生 え……？？　人間関係の距離って何ですか？

清水 先生 近い距離とは家族のような親しみやすいもの，遠い距離とはビジネスライクでよそよそしいものです。前川さんは薬丸先生に対して，優しかったお兄さんのように近い距離で支えてほしいと思って，いろいろと要求しているようですが，そこはうまく踏みとどまる必要があります。

まず面談の時間ですが，薬丸先生は患者さん1人当たりの面談にどれぐらいの時間をかけますか？

薬丸 先生 平均すると10〜15分ぐらいでしょうか。

清水 先生 そうすると，前川さんはだいぶ長いですね。前川さんに60分の時間をかけたら，そのほかの業務はどうしているのですか？

薬丸 先生 なんとかやりくりしていますが，前川さんとの面談の日はいつも帰りが遅くなりますね。

清水 先生 それは大変ですね。でも，もし前川さんのような担当患者さんが偶然にも，2人，3人と増えていったらどうするんですか？

薬丸 先生 そのときは…，本当に仕事が回らなくなってしまいます。

清水 先生 でしたら，薬丸先生の仕事が破綻せず，すべての患者さんに「継続的に関わることができる」ためには，1人当たりの面談時間の上限を決めておく必要がありますね。

薬丸 先生 確かにそうですが，「そんなの嫌だ。先生がいてくれないと，どうにかなってしまいそう」とか言われてしまいそうです…。

清水 先生 退行している患者さんには，「できれば力になりたいのだけど，制約がある（各患者さんに平等に対応しなければならない）ので，あなたの要求をすべてかなえることはできないんですよ」と伝えるのです。それを伝えたら患者さんは「嫌だ〜」というかもしれませんが，そこは粘り強い親のように「残念だけどそうはできないんですよ」と頑として譲らないようにしましょう。私の場合，退行している患者さんには「相談にはできるだけのりたいのですが，ほかの患者さんとの兼ね合いで，面談にとれる時間は1回20分なのです。次回もしご質問が多くあるようでしたら，事前に箇条書きにしておいていただけると効率よく時間が使えます」と最初の面談の際に伝えます。ただ薬丸先生の場合は，すでにだいぶ近い距離に入っているので，急に面談時間を短くしようとすると，「薬丸先生に見捨てられる」と感じてしまい，前川さんの不安が著しく高まります。今はこれ以上面談が長くならないようにして，術後補助化学療法が終わった後も面談を継続する場合は，「薬剤師の役割はお薬の説明なので面談は継続しますが，今までのようには時間がとれないんです」と仕切り直しをすることになるでしょう。

薬丸 先生 なるほど。そういう方法がありますね。それから，自分の学会参加の予定を変更してまで面談する，というのはいかがですか。

清水 先生

もちろん好ましくないですね。一度近くなった距離から離れるのは大変で，こうした特別な要求に一度応じてしまうと，次も当然同じように対応してくれることを前川さんは期待します。その結果，薬丸先生のプライベートの時間はなくなってしまいます。

薬丸 先生

ひぇ〜！

清水 先生

ですから，よっぽどのことでもない限り（自殺企図が切迫するなど，生命の危険に関わるような状況はケースバイケースで対応します），無理な要求は最初にきっぱりと断る必要があります。

薬丸先生の場合は，前川さんとの距離を修正するために，次回面談の最初に，「今日はなんとか都合をつけましたが，ほかの業務への影響が大きかったので，もうこのようなことはできません」と伝えるとよいでしょう。

そのほか，人間関係の距離を保つための方法としては，相手がくだけた言葉で話しかけてきて近づこうとしても敬語を使う，パーソナルなこと（自分の家族のことや趣味など）は話さない，などがあるでしょうか。

薬丸 先生

なるほど〜。わかりやすいです。

清水 先生

ただ，それが正しい対応だとわかっていたとしても，困っている患者さんの要求を断るのは，思いやりがある人ほど後ろめたい気持ちとつながり，つい引き受けたくなると思います。そういう自分の気持ちに気づいておくことも，適切な行動をするためのポイントかもしれません。

---

point 3

退行への対応

・持続可能な人間関係の距離感を保つ
  ①できるだけ力になりたい気持ちではいるのだが，ほかの業務との兼ね合いで「できることには限りがある」ことを伝える。
  ②面談可能な時間をあらかじめ伝えておく。
  ③子どものわがままに粘り強く対応する親のように，特別な要求には頑として応じない。
  ④くだけた会話表現やプライベートな話題は，人間関係の距離を縮める作用があることに留意する。

・困っている患者さんの要求を断ることに対して，後ろめたさ（罪悪感）を感じることがあり，罪悪感が適切な行動を邪魔しうることに気づいておく。

多職種による連携のポイント

薬丸 先生
多職種での連携のポイントはどうなりますか？
看護師さんからの期待は，プレッシャーでもあります。

清水 先生
まずは患者さんが退行していることを，関係する医療者間で共有する必要がありますね。退行していることに気づかないと，「前川さんの要求を頑張ってかなえよう」と思う人がいるかもしれません。
しかし，いくら頑張って前川さんに関わっても，病気に対する不安は解消されないばかりか，要求は際限なくエスカレートする可能性があり，薬丸先生と同じように疲弊してしまいます。
また，医療者によって対応が異なると，前川さんを混乱させてしまうことがあるので，対応を統一する必要があります。例えば，薬丸先生は60分話を聴いてくれるけど，別の薬剤師は20分だったら，前川さんはその薬剤師に嫌われていると思うなど，余計なストレスを感じてしまうかもしれません。

薬丸 先生
なるほど，そうですね。

清水 先生
できれば前川さんが退行しているという理解を共有し，対応方法を統一するためのカンファレンスを開くと，その後の関わりがスムーズになります。

薬丸 先生
なるほど。機会をみて主治医の吉岡先生や，外来の看護師さんにカンファレンスの開催を提案してみようと思います。

清水 先生
このように言葉で説明することはできますが，不安でたまらない前川さんは，必死になっていろいろと要求するかもしれません。なので実際には，私がお伝えしたとおりに進まないことも多いと思います。
もしなかなかうまくいかず，対応に困難が生じたら，その都度チームで共有し，工夫して対応していれば，素晴らしいチーム医療を行っていると胸を張ってよいでしょう。

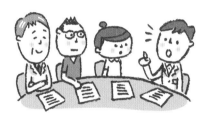

わかりました。また対応に困ったら相談させてください。

清水 先生 よろこんで！

> *point* 4
>
> **退行への対応 －チーム医療のアクション－**
> チーム医療の観点からは，患者さんが退行しているという理解を共有し，対応を統一することが，患者さんと医療者双方の利益につながる。

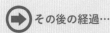 その後の経過…

薬丸先生は，学会参加の予定をキャンセルして前川さんのベッドサイドに行った。

前川 さん 今日も先生にお会いできて嬉しい！

薬丸 先生 ありがとうございます。（そして静かに切り出した。）
前川さん，今回は頑張っていろんな予定を調整したのですが，かなり無理がかかってしまいました。今後はスケジュール上どうしてもお会いできないタイミングが出てくるかもしれませんが，その際はご了承ください。

前川 さん 私，薬丸先生がいなくても頑張れるかしら……。

前川さんは不安そうではあったが，了承してくれたようだった。
その後も薬丸先生は，来院のたびに60分程度の面談を行った。所定の術後化学療法が終了した後は，だるさや吐き気などの身体症状が軽減したこともあり，情緒不安定な様子もあまりみられなくなり，看護師経由で呼ばれることがなくなった。
先日，外来で受診に来ていた前川さんを久しぶりに見かけた際には，「薬丸先生，私，頑張っていますよ」と笑顔を見せてくれた。

— *point* —

医療者に甘えることでストレスを和らげようとする患者さんと 接するときに思い出したいポイントまとめ

$\dfrac{1}{\text{p.51}} \rightarrow$ **退行とは**

過度のストレスによって，弱くなってしまった自分を守ってもらいたい という欲求が強まり，幼児のように周囲の気を引く行動をとることを 「退行」という。

$\dfrac{2}{\text{p.52}} \rightarrow$ **退行の程度**

・健康的な退行（一時的で周囲が許容できる程度のもの）は誰にでもあ るが，時間的に持続し，程度が強くなると病的な退行になる。

・病的な退行は，①自分自身で問題に取り組むことを放棄してしまう， ②周囲の負担になり人間関係が破綻する，などの悪影響が生じる。

$\dfrac{3}{\text{p.54}} \rightarrow$ **退行への対応**

・持続可能な人間関係の距離感を保つ

　①できるだけ力になりたい気持ちではいるのだが，ほかの業務との兼 ね合いで「できることには限りがある」ことを伝える。

　②面談可能な時間をあらかじめ伝えておく。

　③子どものわがままに粘り強く対応する親のように，特別な要求には 頑として応じない。

　④くだけた会話表現やプライベートな話題は，人間関係の距離を縮め る作用があることに留意する。

・困っている患者さんの要求を断ることに対して，後ろめたさ（罪悪感） を感じることがあり，罪悪感が適切な行動を邪魔しうることに気づい ておく。

$\dfrac{4}{\text{p.56}} \rightarrow$ **退行への対応 －チーム医療のアクション－**

チーム医療の観点からは，患者さんが退行しているという理解を共有し， 対応を統一することが，患者さんと医療者双方の利益につながる。

厳しい言葉で叱責されてしまった…。
また次にベッドサイドに行くのは，気が進
まないなぁ…どうしよう。

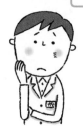

CASE
04

患者さんに「あなたはダメだ」と叱責されたとき

〜その言葉を真に受けてはいけない！〜

　医療者に落ち度があるわけではないのに,患者さんが激しい怒りをぶつけてくるケースを取り上げます。なかには,一方的に「ダメだ」とこき下ろす人もいて,ベッドサイドに赴くにも気が重くなり,医療者の燃え尽きにもつながってしまいます。

　患者さんの言動によって医療者が自信を喪失してしまう現象,「投影同一化」を取り上げ,このようなケースに対する心構えについて解説します。

―――――――――――― 登場人物 ――――――――――――

患者	高木重義 さん	70歳男性。中小企業の元社長で,現在は会長。現役時代は鬼の高木と恐れられていた。
主治医	消化器内科 吉田 誠 先生	卒後15年目でがん臨床の経験が豊富。一見クールに見えるが実は情に厚い。音楽鑑賞が趣味で好きな作曲家はボロディン。
看護師	横山佐和 さん	卒後10年目の看護師。気配りができるので病棟ではとても頼りになる中堅看護師。患者さんの悩みをキャッチすることが上手。

化学療法の説明に興味を示さないうえに，
対応がなっていないと叱責されてしまった…

　高木さんはとても気難しい人であった。大腸がんの手術を受けるために入院していたが，あるとき2年目の研修医である下平先生が質問に答えられなかった際，「君では話にならないから，川原先生（指導医）を呼んできなさい」と言われた。その一件以来，下平先生が声をかけても高木さんは無視するようになり，下平先生はしばらく自信喪失になってしまった。高木さんは下平先生には高圧的である一方で，川原先生にはいつも満面の笑顔で，「先生は名医だから，信頼していますよ」と持ち上げていた。

　また，2年目の看護師の伊藤さんが採血に失敗したことがあった。高木さんは伊藤さんに対して，「君は本当に雑だ，一事が万事だ。社会人として失格だ」と激しい言葉を投げかけた。伊藤さんはショックで高木さんの病室に行けなくなり，担当を外れることとなった。チームの皆はそんな高木さんが退院して内心ほっとしていた。

　手術後1年目の診察時，高木さんの大腸がんに多発転移が見つかり，再発がわかった。主治医は消化器内科の吉田先生に交代となり，高木さんは内科病棟に入院して化学療法を受けることになった。病棟の看護師たちは過去の看護記録を読み，「気難しい人だね〜」と戦々恐々としていた。担当看護師に指名された横山さんは，「いや〜こいつは参った！　ボーナスを増やしてもらわなやっとれんわ」と，おどけながらやりきれない気持ちを口にしていた。薬丸先生も周囲の様子から，ただならぬ雰囲気を感じ，緊張しながら化学療法の説明のために高木さんの病室に赴いた。

高木さんと薬丸先生の実際のやりとり

薬丸 先生　初めまして，薬剤師の薬丸と申します。明日から始まる化学療法の説明に参りました。

> 気難しい人らしいけど…，落ち着いて話そう！　ドキドキ…

高木 さん　医師から一通り説明は聞いている。もう十分だろう。改めて聞くことはない。

薬丸 先生　大まかな説明は吉田先生から聞かれていると思いますが，より具体的に知っておいていただいたほうがよいこともあるかと思います。

> 簡潔に…手短に…でも丁寧に…わかりやすく…

高木 さん　そうか，手短に頼むよ。

薬丸 先生 （化学療法について，製薬会社が作成している既成の説明冊子を用い，薬理作用・スケジュール・副作用と対策の説明を一通り行う。）

高木 さん こんな既製品の説明書で，通り一遍の話をされても意味はない。この説明書は，本当に全部が私に当てはまるのか？

え…？　そんなこと言われても…

薬丸 先生 それはやってみないとわかりません…。

高木 さん やってみないとわからないのに，そんな話ばかりされても気持ちが暗くなるだけだ。
病状や体調に合わせてもらわないと。

薬丸 先生 そうなのですが…，どのようにご説明したら，高木さんのご希望に合うのでしょうか？

そんなぁ，話にならん…って…

高木 さん それは君が考えることだろう。
話にならん！　出直して来たまえ！

　薬丸先生は，病室を出た後も，「話にならん！」という言葉が頭から離れなかった。今までがん医療について学びを深め，患者さんに感謝される機会も増えてきたので，やりがいを感じていたところだった。自分は修業が足りないのか…？，カルテを書きながら「あ〜僕は，まだまだだなあ〜」というぼやきが口を突いて出た。ちょうど横でコーヒーを飲みながらカルテを眺めていた清水先生が声をかけてきた。

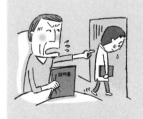

解説

「自分はダメだ」と思い込まされてしまうことがある

清水 先生 薬丸先生，何がまだまだなの？

薬丸 先生 あぁ清水先生，明日から化学療法を受ける患者さんに説明してきたのですが，僕の話の要領が悪かったからなのか，「話にならん！」と言われちゃったんです。それで，自分はまだまだだなあ〜と思わずつぶやいていました。

清水 先生　薬丸先生，なんか目がうつろだし，生気がなくなっていますよ。
もしよかったら，どんなやりとりだったか話してください。

薬丸 先生　（高木さんとの具体的なやりとりについて説明する。）

清水 先生　おー，それは大変でしたね〜。で，薬丸先生は高木さんの言葉を受けて，
「自分は，まだまだだ」と思ったのですね。

薬丸 先生　はい，そうです。

清水 先生　ところで，薬丸先生は本当にまだまだなのでしょうか？

薬丸 先生　本当にまだまだか!?　それは，どういう意味ですか？

清水 先生　では，質問を変えますが，今回のやりとりのなかで，薬丸先生の対応のどう
いうところが「まだまだ」だったのでしょうか？
どこらへんに改善の余地があったのでしょうか？

薬丸 先生　通り一遍の説明だったから…。もっと相手に合わせて，柔軟にできないと…。

清水 先生　柔軟にね〜。でも，薬丸先生は高木さんの希望どおり手短に，単刀直入にや
ろうとしたのでしょう？　その点では，高木さんの希望に合わせて，柔軟に
やろうとしたのではないでしょうか？

薬丸 先生　う〜ん。ほかにも，説明内容をもっと，高木さんに合わせたほうがよかった
のかもしれません…。

清水 先生　説明内容を柔軟に!?　化学療法を始める段階なら，これからどんな副作用が
出るかは，やってみないとわからないので，パンフレットを用いて頻度が多
いものから説明するようになると思うけど。

薬丸 先生　高木さんからは，「そこを創意工夫して自分で考えろ」と言われました。

清水 先生　なるほど。しかし，そのほかにどんな創意工夫ができるのかな〜，私にはあ
まりできる気がしないなぁ。
それに高木さんは，薬剤師から説明を受けるのは今回が初めてだったのに，
なぜ薬丸先生の説明がよくないと断定できるんだろう。そう考えると，高木
さんは一方的に無理難題を言っているように思いますよ。

薬丸 先生　確かに，そう言われてみればそのような気もしてきましたが…。

清水 先生　そうすると，薬丸先生は高木さんの言動の影響を受けて，自分はまだまだだ
と思ってしまったのですね。人間関係のなかで，実はこういうことはときど

きあるのです。本人は普通にしていても，こき下ろされて自分はダメだと思わされたり，逆に持ち上げられて有頂天になったり。

薬丸 先生　そういうことがあるんですね。

清水 先生　難しい用語なのですが，患者さんに影響されて自分が誇らしげに思えたり，自信喪失に陥ったりすることを「投影同一化」といいます。実際にありそうな，投影同一化の例をあげましょうか。

例えば，まったく同じ病態のAさんとBさんに，C先生がまったく同じ治療を行ったとします。そして，残念ながら2人とも治療がうまくいかず，経過は思わしくなかった。そんなときAさんは状況を受け入れようとしていて，C先生に「最善を尽くしてくれたから感謝している」と声をかけたので，C先生の気持ちは平穏だった。一方，Bさんとそのご家族は病状を受け入れられず，Bさんから「先生がきちんと治療をしてくれなかったから，病気が治らなかったんだ」と言われてしまい，C先生は「自分は間違っていたのだろうか」と落ち込んでしまった（図1）。この例のように，同じことをやっていても，患者さんからの反応で自分自身に対する評価がゆらぐことがあります。

> *point* 1
>
> **患者の言動で自分自身の評価がゆらぐ**
> 適切な対応をしていても，叱責されたりすると，その患者さんの言動に影響されて自信喪失に陥ることがある。

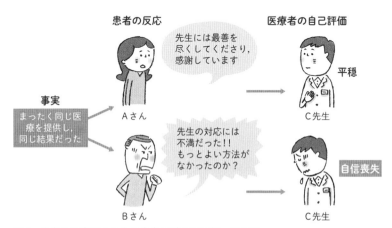

図1　患者の反応による自分自身に対する評価への影響

自分は立派な存在だと思いたい人がいる

[薬丸 先生] それではなぜ，高木さんは僕をダメだと言ったのですか？

[清水 先生] 研修医の下平先生や，看護師の伊藤さんのエピソードなどをあわせて考えると，高木さんは「自分は立派な存在だ」，「自分は偉いんだ」と思いたい人(※1)のようですね。自覚はされていないと思いますが，他人より優位に立つために，人の落ち度を見つけ出してこき下ろすのです。逆に，素晴らしいと褒めたたえて持ち上げるのは，「この人に負けるのは自分が愚かな人間なのではなくて，この人が素晴らしいからなんだ」と捉えることで，自分自身への評価がゆらぐことを守ろうとする側面もあるでしょう。

しかし，「俺はすごいんだぞ〜，それに比べてお前はダメだな〜」と優位に立とうとするのは，未熟なことだと考えられています。子どもの頃は，スポーツができる子，試験などでは頭がいい子が偉かったりしますよね。子どもが勝ち負けを強く意識して「自分のほうが上だ」と友達をマウンティングしたりすることは，よくあることだと思います。

しかし，だんだん成長するにしたがって，人間には多様な側面があることに気づくようになります。学校の成績は一つの物差しにすぎず，人を楽しませるのが上手な人，粘り強く仕事に取り組む人，思いやりがある人など，ざっくり言ってしまえば人それぞれなんです。どんな人にも長所と短所があって，皆それぞれ一生懸命に生きている。そしてどんな人でも年をとれば老いるし，いずれは死んで灰になる。そうすると，どっちが上なんて考えること自体が，馬鹿らしくなってきますよね。

[薬丸 先生] そう言われれば，そうかもしれません。僕も同期が3人いて，それぞれキャラも違うし得意分野も違って，お互い認め合っているような関係です。
ではどうして，高木さんは「偉い人間だ」と思いたいのでしょうか。

[清水 先生] 生まれつきの性質と環境要因が関係するといわれています。気が強い性格の人が，「強くなければダメだ」，「成績が良くなければダメだ」と言われ続けて育てられると，そういう傾向になりやすくなるでしょう。また，学校や社会人になってからの環境が競争社会であれば，その傾向が先鋭化することもあるでしょう。

高木さんの場合は鬼のワンマン社長だったとのことですが，そのやり方で会社が利益を得ていれば，周囲の人はたくさん傷ついたかもしれませんが，表立って批判はされずに「自分のやり方は正しいんだ」と思い続けてしまったのかもしれません。

※1：精神医学的には「自己愛性パーソナリティ障害」の傾向がある人物像を念頭に置いています。

「自分はダメだ」と思ったときにどうしたらよいか

薬丸 先生 このような場合，僕はどう対応したらよいでしょうか。

清水 先生 まず何よりも基本となることは，真に受けないこと。

まじめで謙虚な人，自分に厳しい人，完璧を目指しすぎる人は，こういうときに「そうか，自分には何か足りなかったんだろうな」と考えてしまいがちです。しかし，実際に落ち度がない場合に自分を責めてはいけません。

初対面での薬の説明は一般的なものになって当然ですし，2年目の看護師の伊藤さんが採血を1回で成功できずに怒られたときも，「採血は必ず1回で成功しなければならない」などと思ってはいけません。

─ *point* 2 ─

真に受けない

「あなたはダメだ」と言われても，すぐ真に受けてはいけない。

薬丸 先生 僕は良くも悪くも素直なので，厳しい批判を真に受けてしまいそうですが，そうならないようにする工夫は何かありますか？

清水 先生 まず，今回のケースで説明したこと，つまり患者さんの言動による影響で，自己評価が上がったり下がったりするという現象があることをこころに留めておいてください。そうすると，「あっ，もしかしたら今，患者さんの影響を受けているかも」と考えることができ，厳しい叱責に対して，「これは本当に自分の落ち度だろうか」と検証することにつながります。

ただ，自分一人で検証することは難しいので，薬丸先生が私に相談してくれたように，冷静で信頼できる第三者に話してみることが役に立つでしょう。また，自分ではない登場人物で，同じ場面を作って考えてみるということもヒントになります。例えば，薬丸先生の後輩の薬剤師さんが同じように高木さんに怒られてしょげかえっていたとして，薬丸先生がそのことについて相談を受けたらどうしますか？

薬丸 先生 確かにそうですね。自分の場合は真に受けてしまいそうですが，後輩がショックを受けていたら，「その患者さんは無理を言っているんだから，気にしなくていいよ」と言うと思います。この方法は面白いですね。

清水 先生 人は自分のことだと冷静にみられなくなってしまうので，このようなやり方で視点を変えることは役に立ちます。

薬丸 先生 ｜ その言葉を真に受けないようにしたとして，実際に高木さんにはどのように対応したらよいでしょうか。

清水 先生 ｜ 「君はまだまだだ」と言われたら，言葉のうえでは「努力します」と答えるとして，心のなかではいい意味で受け流すとよいでしょう。

そして，こういうときの介入の目標は，「高木さんから批判を受けることは避けられないし，感謝の言葉はもらえそうにもないが，必要な医療をなるべく受けてもらう」ことになるでしょう。

現時点では，化学療法についての説明は希望されていないようですし，説明しても耳を傾けようとはしないと思いますので，薬丸先生は無理に訪室しなくてもよいと思います。

薬丸 先生 ｜ そうですか，何かホッとしました。

---

point 3

叱責への対応

・患者さんからの叱責について，冷静に検討することが大切。
　①信頼できる第三者に相談する。
　②他人が同じ状況に出会っていたとしたら，自分はどう思うだろうかと考えてみる。

・患者さんの叱責を，良い意味で淡々と受け流すことが，ときには必要。

多職種による連携のポイント

薬丸 先生 ｜ 看護師の横山さんも，高木さんへの対応にかなりストレスを感じていたようですが，多職種での連携のポイントはどういうところにありますか？

清水 先生 ｜ ぜひ一度，情報共有の場を設けるとよいですね。

そして，「皆これから，高木さんにいろいろ言われてしまうかもしれないから大変だね」と自分たちをねぎらい，「厳しい叱責を受けても，本当に自分に落ち度があったのかどうかを検証し，そうでない場合は真に受けないように，淡々と受け流そう」ということを共有できるといいですね。

ただ，投影同一化という防衛機制については，医療者間の対立が生じることもあるので，注意する必要があります。というのは，例えば主治医の吉田先生が名医だと持ち上げられたとしたら，吉田先生は「高木さん，そんなに悪

い人じゃないと思うな」と高木さんの肩をもちたくなるかもしれません。そうすると，ほかの医療者は「吉田先生は何にもわかっていない」と感じてしまいますので，できれば関わっている医療者だけでなく，精神科医や臨床心理士などのこころの専門家が情報共有の場に同席できると，理解が深まるのでなお良いと思います。

> ── *point* 4 ──
>
> **叱責への対応　－チーム医療のアクション（1）－**
> 次の3つを行うために，こころの専門家を交えて話し合う機会があるとよい。
> ①患者さんの理解を共有したうえで，②自分たちの心情を吐露し，③実現可能な目的を設定する。

薬丸 先生　医療者が対立することがあるんですか。なかなか難しいですね～。

清水 先生　もう一つ，まったく別のアプローチなのですが，医療者の忍耐の限度を超えてしまい，スタッフが燃え尽きるリスクがある場合などは，管理的なアプローチも検討する必要があります。
病院によっても体制が異なると思いますが，主治医や病棟の看護師長などの管理的な立場の人が，「私たちとしては高木さんの治療を続けたいのだが，高木さんの言葉が強いので医療者が精神的に参っている。このままでは，医療の提供自体が成り立たなくなってしまう。なので，①人格を否定する言動はしない，②苦情がある場合は直接本人に伝えるのではなく，主治医か看護師長に言うようにしてほしい」と本人に伝えることになるでしょう。

薬丸 先生　管理的なアプローチというのですね。「私たちも頑張って医療を提供しますので，高木さんも協力してください」ということですね。

清水 先生　ただ，管理的なアプローチのリーダーシップをとることは骨が折れる作業ですので，誰でも及び腰になりがちですし，管理的アプローチに踏み出す基準も人によって異なるでしょう。多職種のコンセンサスがとれなくて次の一手を打てず，もどかしい思いをすることも，実際にはあると思います。

薬丸 先生　なかなか難しいことが多いですね。

清水 先生　そのとおりです。
「円滑に進めなければならない」などと高い目標を掲げると，医療者が自信喪失してしまうことに拍車をかけるので，「うまくいかないことのほうが普通なんだ」くらいに思ったほうがよいかもしれません。

point 5

叱責への対応 －チーム医療のアクション（2）－
医療者の傷つきを守るためには，管理的なアプローチを行う。
「あなたの治療を続けたい。しかし，このままではできないので，
協力してほしい」ことを具体的に伝える。

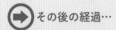その後の経過…

　薬丸先生は清水先生に相談した後，高木さんに叱責されたものの，自分に落ち度はないことが理解できたのでホッとした気分になった。高木さんが化学療法の説明を希望することもなかったので，薬丸先生が高木さんのベッドサイドに再度行くことはなかった。

　その後，高木さんの病状が進行し，他院の緩和ケア病棟に移ったが，最後まで高木さんの気難しい態度は変わらなかった。高木さんの言動に大きく傷ついた看護師や研修医が何人かいて，ケアはこれでよかったのか，もっと何かできなかったのか，といったモヤモヤする気持ちを多くのスタッフが抱えていた。そこで，関与したスタッフが集まり，清水先生を交えてカンファレンスを行った。

　話し合いのなかで担当看護師の横山さんが，「私も病室に行くたびにすごくプレッシャーを感じたし，精神的にとても負担になって大変だった」と自分の気持ちを素直に表したことは，「高木さんのベッドサイドに行くことに対して気が重かったのは，自分だけではなかったのだ」ということを医療チーム全員が共有することにつながった。看護師長が，「高木さんはああいう方だから，最後まで感謝の言葉をもらうことはなかったが，難しい状況があったにもかかわらず，当院で提供するべき医療を提供できたことに私たちは胸を張ってよいと思う」と締めくくった。この言葉に多くのメンバーが救われた。

—— *point* ——

「あなたはダメだ」と叱責されたときに 思い出したいポイントまとめ

1
p.63 →
<mark>患者の言動で自分自身の評価がゆらぐ</mark>
適切な対応をしていても，叱責されたりすると，その患者さんの言動に影響されて自信喪失に陥ることがある。

2
p.65 →
<mark>真に受けない</mark>
「あなたはダメだ」と言われても，すぐ真に受けてはいけない。

3
p.66 →
<mark>叱責への対応</mark>
・患者さんからの叱責について，冷静に検討することが大切。
　①信頼できる第三者に相談する。
　②他人が同じ状況に出会っていたとしたら，自分はどう思うだろうか
　　と考えてみる。
・患者さんの叱責を，良い意味で淡々と受け流すことが，ときには必要。

4
p.67 →
<mark>叱責への対応 －チーム医療のアクション（1）－</mark>
次の3つを行うために，こころの専門家を交えて話し合う機会があるとよい。
①患者さんの理解を共有したうえで，②自分たちの心情を吐露し，③実現可能な目的を設定する。

5
p.68 →
<mark>叱責への対応 －チーム医療のアクション（2）－</mark>
医療者の傷つきを守るためには，管理的なアプローチを行う。
「あなたの治療を続けたい。しかし，このままではできないので，協力してほしい」ことを具体的に伝える。

薬の説明は，薬剤師の大事な業務の一つ。しっかり理解してもらってから，治療に臨んでもらいたい…。

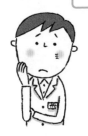

CASE
05

がん告知後の患者さんの反応が乏しく，十分な服薬指導ができないとき

～患者心理・解離とは～

　服薬指導は薬剤師にとって重要な職務の一つです。ベッドサイドに赴く際の薬剤師の目標は，主に「服用する薬剤について患者さんに十分な知識を得てもらう」ことだと思います。しかし，患者さんが「知識を受け取ることができない心理状態」にあるときは，どんなに丁寧な説明をしても，その目標を達成できないことがあります。「何か話がかみ合わないな」と違和感を覚えることもあるかもしれません。

　CASE 05では，そうした患者さんの心理状態の一つとして，がん告知後のこころの混乱（解離状態）を取り上げます。心理的に衝撃が大きい事実を伝えられ，頭が真っ白になって何も考えられない状態の患者さんへの対応について考えるとともに，薬剤師自身の心理にも焦点を当ててみます。

=== 登場人物 ===

患者 鈴木美和 さん		40歳女性。独身。大手企業に勤務し，部下を多数抱えてバリバリと仕事をこなしている。子宮頸がんのStage IVと診断され，同時に化学放射線療法目的で入院となる。
主治医 婦人科 佐藤京子 先生		卒後15年目で臨床経験が豊富。さばさばとした性格で，患者・家族や他のスタッフからも信頼を得ている。
看護師 土田洋子 さん		卒後10年目，几帳面でしっかり者の中堅看護師。後輩に厳しいときもあるが，患者には人一倍明るい笑顔を見せる。

話しかけても，うわの空で会話が成り立たない…

薬丸先生は，化学放射線療法導入を目的に，昨日入院してきた鈴木さんの服薬指導を担当することになった。鈴木さんにお会いする前に主治医の佐藤先生と話す機会があり，鈴木さんの様子について尋ねた。

佐藤先生は，「外来ではバタバタしていたので，詳しい病状の説明は入院直後，つまり昨日行いました。がんが直腸にも浸潤しており，根治が難しいことは明確に書面を用いて説明しました。治療方針については，抗がん薬と放射線を使って治療していくこと，治療期間は約6週間程度を要することを伝えました。下を向いておられたので，きっとショックは大きかったのではないかと思いますが，患者さんからは特に質問はなく，説明にはうなずいていました。薬剤の説明のために薬剤師の先生が来てくださることも伝えてあります」とのことだった。

鈴木さんのベッドサイドに訪室する直前に，担当看護師の土田さんに鈴木さんの様子を尋ねた。土田さんは，「鈴木さん，子宮頸がんが突然発覚して，しかも根治ができないということだから，まだ若いし，きっとショックだったと思います。今朝ベッドサイドに行ったときは，『家族にも親戚にも，がんになった人はいなかったので，まさか自分がなるとはまったく思わなかったです』って，ぼそっと言っていました。あとは何を聞いてもうわの空で，うなずくだけなんですよね。こころのケアも必要かしら？」と話し，鈴木さんのことを心配している様子だった。

薬丸先生は，「鈴木さんが安心できるような情報提供をしたいなぁ」と思いながら，化学放射線療法の説明書を持って病室へ向かった。

鈴木さんと薬丸先生の実際のやりとり

薬丸 先生 初めまして。薬剤師の薬丸と申します。鈴木さんですね。これから化学放射線療法の説明をいたしますが，わからないことがあれば遠慮なく聞いてください。

鈴木 さん （うつろな表情で）……はい……。

確かに元気がなさそうだな…

薬丸 先生 （化学放射線療法について一通り説明した後に）治療開始にあたり，何か気がかりなことはありませんか？

鈴木 さん ……はい……。

薬丸 先生	どんなことが気がかりですか？
鈴木 さん	……はい……。
薬丸 先生	……。治療への不安などはありますか？
鈴木 さん	早く退院して，仕事に戻らなければならないんです。いつ治療が終わって帰れるんでしょうか？私これからどうなっちゃうのでしょう。がんは治るのでしょうか？
薬丸 先生	……。治療には約6週間程度かかります。先ほどお伝えした副作用の状況によっては，入院が長引いてしまうこともあります。一緒に治療を頑張っていきましょう。
鈴木 さん	それでは困るんです。もう少し早く帰れませんか？
薬丸 先生	……。先生に確認してみますね。

あれ…？
さっきの説明，聞いていたかな？

治療や薬剤の説明は理解してもらえたのかな…？

　薬丸先生は，鈴木さんのベッドサイドを離れた後，どこか腑に落ちず，釈然としない気分が続いた。鈴木さんは，医師から病状の説明を受けて困惑していたのだろう。自分との関わりでは困惑を解消することができなかったし，薬剤について一通り説明したものの，内容について理解が得られた印象はない。あとは今の自分にできることは何だろうか？，主治医の佐藤先生に患者さんが早く退院したがっていることを伝えようか？，などと思っているとき，病棟で看護師と雑談している清水先生を見かけた。

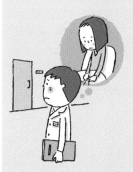

薬剤師が抱く2つの想い
～患者さんにはきちんと情報を理解してもらいたい。 そして安心して治療に臨んでもらいたい～

薬丸 先生　清水先生，楽しそうなところお邪魔してすみません。先ほど，ある患者さんのところに化学放射線療法の説明に伺ったのですが，まったく話がかみ合わず，困ってしまいました。ちょっと相談にのってもらえませんか。

清水 先生　ゴホンッ，楽しそうというのは薬丸先生の勝手な解釈ですねー。ところで，話がかみ合わないとはどんな状況だったのですか？

薬丸 先生　（鈴木さんの病歴や，やりとりについて説明する。）

清水 先生　なるほど，そんな感じだったんですね。確かに話がかみ合っていないようですが，薬丸先生はどういう点に困ったのですか？

薬丸 先生　どういう点に困ったか？　そう言われると説明が難しいのですが，鈴木さんのベッドサイドに行ったのに，僕は何もできなかったと思っています。
　　これから化学放射線療法を受けるのに，鈴木さんは治療について，僕の説明が頭に入らない様子でした。
　　説明することで，鈴木さんの治療への不安を解消できればよいと思いましたが，ご本人が抱えている仕事の心配についてどう答えてよいかわからず，「主治医の佐藤先生に確認します」と伝えるのがやっとで，そのまま戻ってきてしまいました。

清水 先生　なるほど，薬丸先生は何もできなかったと感じているのですね。
　　シンプルにまとめると，薬丸先生がしたかったのは，①きちんと情報提供を行い，②こころのケア（不安の解消）をする──ことの2つですね。
　　それが達成できなかったことに対して悩んでいるのですね。

薬丸 先生　そうです。

清水 先生　薬丸先生は，いつもその2つを達成しようと思って，ベッドサイドに行かれるのですか？

薬丸 先生　あまり意識したことはないですが，そうだと思います。
　　薬剤に関する適切な情報提供は薬剤師の責務ですし，できれば患者さんと関わるなかで，不安な点や心配事を解消してあげたいです。

情報を受け取ることができない状況がある
～がん告知後のこころの破綻～

清水 先生　なるほど，薬丸先生の薬剤師としての姿勢は素晴らしいですね。
しかし，鈴木さんもそうだと思いますが，こちらがいくら頑張っても，情報を十分に受け取ることができない患者さんもいます。つまり，薬丸先生の努力いかんにかかわらず，目標を達成できっこない人がいるということです。

薬丸 先生　情報を受け取ることができない患者さん？？

清水 先生　例えば，認知症の患者さんや，乳児や幼児などの子ども，重度の知的障害や精神障害をもっている方などです。

薬丸 先生　確かに，そういった方々は理解力が十分ではないので，情報を受け取ることができないと思いますし，その場合はご家族に説明します。
でも，鈴木さんの場合はどうなんでしょうか？　キャリアウーマンで仕事をバリバリしていた人ですよ？

清水 先生　確かに普段の鈴木さんなら十分に理解できるでしょうけど，そのような人でも，ストレスなどの影響で情報を受け取ることができなくなることがあるのですよ。鈴木さんとは異なりますが，例えば CASE 01（p.23）で取り上げた「否認」という防衛機制が働いている人の場合も，同じような状態であるといえます。

薬丸 先生　確かに否認はそうでしたね。否認していることの背景には，患者さんが自身の病気などに向き合うことへの強い恐れがあり，安易に事実を伝えてはいけないことを学びました。では，鈴木さんは？

清水 先生　鈴木さんはがん告知により，一時的にこころの混乱…，いや，「こころの破綻を来している」と言ったほうが適切かもしれません。
こころの破綻によって，思考力が低下しているように思えました。そういうことが起こりうるんですよ。

薬丸 先生　がん告知によるこころの破綻？？

清水 先生　そうです。ちょっと説明しましょう。
普通，人は自分の存在を，つながったひとまとまりのものとして認識しており，意識や記憶，感覚や考え，感情などのこころの機能が統合して体験されます。
一つ例をあげると，あるつらいことがあったとして，その人の頭には「なんでこんなことが起きちゃったんだろう」という考えが浮かび，そのことに対

して悲しんだり怒ったりします。つらい事実，くよくよとした考え，悲しみの感情，という一連のこころの動きは，まとまった感覚としてその人に認識されます。

しかし，出来事があまりに衝撃的だと，思考や感情などの機能が分断されてしまうことがあり，専門用語では「解離」といいます。患者さんからときどき聞く解離の例として，「がん告知を受けた直後の記憶が抜け落ちてしまい，どうやって病院から家に帰ったのかが思い出せない」とか，「目の前で先生が自分の病気の説明をしているのだけど，映画を見ているような感覚だった」というものがあります。前者は記憶の機能が麻痺しているし，後者は事実を認識する機能が弱っています。このような状態にある最中，その人は周囲からの刺激が十分に認識できないので，周りの人間からは，その人のこころはうわの空のように見えます。

解離は，がん告知以外のストレスでも起きる現象です。映画やドラマなどでは，最愛の恋人に突然振られた，大切な人の死，会社から急に解雇を通知された，等々のつらい出来事の後に，呆然として思考が停止している人物が描かれていることもあると思います。

point 1

こころの破綻：解離状態とは
がん告知などの衝撃的な出来事を伝えられた後には，感覚，考え，感情などのこころの機能がバラバラになり，周囲からはうわの空のように見えることがある。

解離状態の患者さんへの対応

薬丸 先生
なるほど，少しイメージできました。
では，今回のようなケースはどうしたらよいのでしょうか？

清水 先生
がん告知後は，数日間から1週間ぐらいにわたって，解離状態が生じることはよくあることなのです（図1）。その後，解離状態を脱して思考や感情のまとまりは出てきますが，強い不安や気持ちの落ち込みが生じる時期がしばらく続きます。あくまでも一つの目安ですが，2週間ぐらいすると日常生活には適応できる程度の心理状態に戻ってきます。改めて治療の説明が理解で

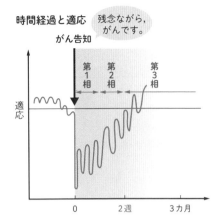

時間経過と適応　残念ながら、がんです。

がん告知

第1相　第2相　第3相

適応

0　　2週　　3カ月

図1　がん患者の心理的反応

〔Massie MJ：Handbook of Psychooncology, 1990 より〕

がん告知後の心理

第1相　初期反応	1週間以内
解離　"頭が真っ白になった" 否認　"がんになるはずがない。何かの間違いだ" 絶望　"もうだめだ"	
第2相　苦悩の時期	〜2週間以内
不安・気持ちの落ち込み 食欲不振・不眠	
第3相　適応の時期	2週間後から
現実的問題への直面 楽観的見方ができるようになる 活動の再開	

きる心理状態になるまで少し時間が必要でしょうね。

何度か訪室して鈴木さんの様子をみて，少し気持ちが落ち着いてきているようなら，情報提供を試みてもよいでしょう。

― point 2 ―

時間が経てば回復する

がん告知後の解離状態は，時間が経つなかで回復してくることが多い。

薬丸 先生　時間が解決する…，なるほど。しかし，ご本人の気持ちが早く落ち着くように，僕に何かできることはありませんか？

清水 先生　解離状態の真っただ中では，患者さんはうわの空ですから，そんなときに働きかけるのはなかなか難しいと思います。

しかし，鈴木さんは仕事に戻れないことへの懸念がありそうなので，私なら「これからのこと，仕事のことを心配されているのですね。気がかりなことを具体的に教えてくださいませんか？」とご本人の関心事に焦点を当てて聞いてみるかもしれません。

それに対して，鈴木さんが悩みを話すことができれば傾聴しますが，もし考えがまとまらずにご本人の答えが要領を得ないようでしたら，それ以上話を広げることは得策ではなさそうなので，「また伺いますね」と，どこかで切り上げるのがよいでしょう。

医療者自身の気持ちにも目を向ける

薬丸 先生　この場面では"見守る"ということが，中心になるということですね。
なかなかもどかしいですね？

清水 先生　もどかしいですか？　それはどうしてでしょう？

薬丸 先生　どうしてなんでしょう…。あぁ，そうか！　薬剤師の大切な業務は服薬指導ですから，それができないとなると，何かやるべきことをやっていないような，後ろめたい気持ちになるのかもしれません。
こころのケアという観点でも，なんとか早く安心してもらいたいのに，何もしないで見守っているということが，もどかしく感じるんです。

清水 先生　薬丸先生，率直な気持ちを話してくれてありがとう。確かに，服薬指導が大切な業務だという原則があると，それができないことにもどかしさを感じるでしょう。そして，薬丸先生が自分のもどかしさを意識されたのが，素晴らしいことだと思います。
実は，この「何かしたい」という気持ちが暴走してしまうと，見守ることが適切な状況でも，患者さんにとってはありがた迷惑なおせっかいをしてしまうことがあります。自分のもどかしさに対して，「あぁ，自分はもどかしく思っているけど，今は待つしかないな」と言い聞かせることが必要なのです。

薬丸 先生　自分の気持ちに気づいて，自分に言い聞かせる!?
考えもしなかったので新鮮ですね。

清水 先生　患者さんと薬剤師，2人の生身の人間が関わってコミュニケーションするのですから，自分の気持ちもゆれ動くわけです。患者さんの気持ちに目を向けることに加えて，自分の気持ちにも着目すること，「メタ認知」と言ったりもしますが，それがケアを行ううえで大変重要なことです。

薬丸 先生　奥が深い…，難しいですね。

清水 先生　医療者の，はやる気持ちをコントロールするコツとしては，医療者は攻め手ではなく受け手だと思っておくとよいでしょう。なぜなら，患者さんのこころの状態によって，医療者の関わりは規定されるからであり，それを踏まえずに「薬剤に関する情報を理解してもらうこと」を試みても，うまくいかないことがあります。
そういう意味では，診療報酬の「薬剤管理指導料」や，「がん患者指導管理料」という名称の捉え方にも気をつける必要があるでしょう。"管理"・"指導"というと，「薬剤師が主導権をとって患者さんに知ってもらう」という意味

合いを真っ先に意識しそうですが，その前にきちんと<u>コミュニケーションを</u>
<u>とれる環境が整っている</u>ことを確認する必要があると思います。

───── *point* 3 ─────

解離状態の患者への対応
・医療者の「何かしたい」という気持ちに目を向け（メタ認知），
　はやる気持ちをコントロールすること。
・医療者は攻め手ではなく，受け手だと思うのがコツ。
・患者に指導しようとする前に，コミュニケーションの環境が整っ
　ていることを確認する。

CASE
05
反応が乏しい患者

多職種による連携のポイント

薬丸 先生　多職種での連携のポイントとしては，どういうことがありますか？

清水 先生　そうですね，まずは，病状告知によるショックで患者さんが精神的に混乱し
ていることを共有することでしょう。可能性は低いですが，もしかしたら思
い詰めて自殺などの自傷行為が起きないともいえないので，可能な範囲で見
守ったり，ご家族にもその旨を伝えたりすることが必要でしょう。

薬丸 先生　心配になりますね…。

清水 先生　医療者が心配になることは当然ですが，心配が暴走して過剰に監視するよう
な状況は，逆に患者さんのストレスとなるので，これもメタ認知によって適
度な範囲にとどめるようにする必要があるでしょう。

───── *point* 4 ─────

解離状態の患者への対応　−チーム医療のアクション−
解離状態の場合は，自傷行為などが生じないように見守りが必要。
しかし，自傷行為を完全に防ぐことは不可能であり，医療者の不安
が過剰な監視をもたらさないように注意する。

薬丸 先生　あと心配なのは，このような心理状態で鈴木さんの治療を進められるので
しょうか。

清水 先生　医学的な判断として，その治療の開始が急がれるのかどうかによって対応が
違うでしょうね。例えば，「今すぐ治療を開始しないと根治できない」など
の切迫した状況で，かつ患者さんにとってメリットが大きいと判断される状

況であれば，ご本人の理解が不十分でも医療者やご家族の見守りのもと，治療を始めるでしょう。

一方，それほど急がず，メリットはあるがデメリットもそれなりにあるという治療であれば，ご本人の意向が固まるまで時間をおいたり，何度か説明の場を設けたりすることになるでしょう。

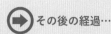

point 5

患者のメリットとデメリットを考える
医学的に急がれる場合は，本人の理解が十分でなくても治療を開始することがある。

➡ その後の経過…

　鈴木さんの病状理解は十分とはいえなかったが，化学放射線療法の実施は急がれる状況で，治療したいという鈴木さんの意向は読み取れたので，治療は開始することとなった。徐々に表情もはっきりして，しっかりと話されるようになった。ご本人から，もう一度改めて説明を聞きたいという求めがあったので，主治医の佐藤先生は再度病状を説明した。鈴木さんは涙を流しながら，「厳しい状況ですね，でも向き合っていくしかないのですね」と話し，覚悟ができたようだった。

　その後，薬丸先生は，鈴木さんのベッドサイドに定期的に訪室した。がん告知から少し時間が経過し，薬物療法についてきちんと理解したいという気持ちになったようで，ご本人から副作用などについて質問を受ける機会もときどきあった。「薬丸先生の説明があると助かる」という感謝の言葉もあり，信頼関係を構築することができた。

—— *point* ——

患者さんが「うわの空」で，十分な服薬指導ができないときに 思い出したいポイントまとめ

1
p.76 →

こころの破綻：解離状態とは

がん告知などの衝撃的な出来事を伝えられた後には，感覚，考え，感情などのこころの機能がバラバラになり，周囲からはうわの空のように見えることがある。

2
p.77 →

時間が経てば回復する

がん告知後の解離状態は，時間が経つなかで回復してくることが多い。

3
p.79 →

解離状態の患者への対応

・医療者の「何かしたい」という気持ちに目を向け（メタ認知），はやる気持ちをコントロールすること。
・医療者は攻め手ではなく，受け手だと思うのがコツ。
・患者に指導しようとする前に，コミュニケーションの環境が整っていることを確認する。

4
p.79 →

解離状態の患者への対応　－チーム医療のアクション－

解離状態の場合は自傷行為などが生じないように見守りが必要。しかし，自傷行為を完全に防ぐことは不可能であり，医療者の不安が過剰な監視をもたらさないように注意する。

5
p.80 →

患者のメリットとデメリットを考える

医学的に急がれる場合は，本人の理解が十分でなくても治療を開始することがある。

COLUMN
▼
肩に力が入ってしまうときに
思い出してほしいこと

▌人助けは自分のため？　救済空想とは？

　"結局は自分を助けるために人助けをしている"という考え方があり，それを「救済空想」とよびます。対人援助の職に就いている人には，大なり小なりそのような側面があると考えられています。

　例えば，私のことをお話ししますと，そもそも私が精神科医になったのは自分の人生の歴史に起源があると思っています。管理教育全盛のなかで育ち，自分らしく生きていくことができなかった私は，次第にこころが悲鳴をあげ，高校時代には生きる意味について悩むようになりました。そして，精神科医になることで，自分の悩みのからくりがわかるのではないか，そして同じような苦しみをもっている人を助けることができるのではないかと考えたわけです。

　今でも，生きる意味がわからないと感じている人がいれば，過去の自分をそこに重ね，親身になって助けようとします。目の前の患者さんの手助けをしたいという気持ちの奥には，当時の心細かった自分を助けたいという気持ちもあるのだと思います。

　ある看護師さんは，お母さんを乳がんで亡くしていました。そして，がんで苦しんでいる人を助けるために，看護師になりました。目の前に，お母さんと同じ年代，同じ背格好の乳がんの患者さんがいると，やはり肩に力が入ってしまうんです。あのときに何もできなかった自分の悔しさを味わいたくないという気持ちが，そこに重なってきてしまうのです。

▌悪いことではないが，デメリットもある

　思い入れのある患者さんに一生懸命尽くすということは，一見悪いことではなさそうです。しかし，患者さんが実は望んでいないのに無理なケアを提案してしまったり，ほかの患者さんの対応がおろそかになってしまったり，自分自身が疲弊してしまうというデメリットもあるのです。

　前述のような身近な体験がなくとも，同じようなことは起こり得ます。子どもにはすくすく育ってほしいと誰もが願うことと思いますが，その気持ちの裏返しとして，小児がんの子どもが亡くなるという現実を認めたくないという気持ちから，科学的には支持されていない治療の可能性に賭けてみたい，という誘惑にかられることもあるでしょう。

　私たち医療者は，救済空想という気づかない欲望が自分のなかにもあるのだというこ

とを，こころに留めておくことが大切です。熱い気持ちがあふれたときこそ，信頼できる仲間などに自分の気持ちを打ち明け，無理なアウトプットにつながっていないか，冷静な第三者のフィルターを通していきましょう。

▌ちょっと立ち止まってみる

　私はというと，精神科医の仕事は「自分のためにやっている」と思っていますし，実際にそう公言しています。自分のなかの救済空想を知ってしまうと，「人を助けるためにやっているんです」と言い切るのは，少しうそをついているような後ろめたさを感じてしまいます。たとえ自分のためにやっている側面が大きいとしても，少なくとも関わっている人の害にならないように気をつけています。そして結果として，誰かの役に立つことができればよい，という捉え方でいるほうが自分に正直だと感じるのです。

　医療現場には，「患者さんやご家族のために尽くそう」といった理念があふれています。もちろん，患者さんやご家族に役立てるよう医療を提供するのが私たちの使命ではありますが，その思いが熱くなっていると感じるときは，ちょっと立ち止まって自分たちの気持ちを省みる必要があります。自分を犠牲にして誰かのために尽くすというのは，必ずどこかで無理が生じてきますし，いつか燃え尽きにつながってしまうのではないでしょうか。自分を大切にしてはじめて，ほかの人にも真の意味で優しくなれるのだと私は思います。

PART 3

負の感情の役割を考える

CASE
06

患者さんが目の前で泣き出したら どうする？

～悲しみという感情の役割～

　服薬指導のためにベッドサイドに赴いたら, 患者さんの表情は暗く, 重苦しい雰囲気が漂っていた。最近つらいことがあったらしく, 話しているうちに患者さんが泣き出してしまった…。

　そんなとき, かつての私はどうしてよいかわからず困惑し, 早くその場を離れたいと思っていました。しかし, 「悲しみ」という感情の役割を知ってからは, 患者さんが泣き出したときに「あぁ, よかったな」と思うようになりました。悲しみという感情には, こころの傷を癒す働きがあるからです。

　患者さんの涙に戸惑われている方は, 本ケースを読んだ後, 自信をもって対応していただきたいと思います。なぜならば, 涙を流した患者さんは, あなたのことを信頼しているからこそ泣けたのです。涙を流すことで, とっても救われているわけですから。

―――――――――― 登場人物 ――――――――――

 塚原美穂 さん

54歳女性。独身。両親と妹の4人家族。胆嚢がんStage IVと診断され, 疼痛コントロール目的で入院した。

ベッドサイドで患者さんが泣き出してしまった…

塚原さんは胆嚢がんStage IVと診断された後，化学療法としてゲムシタビン療法を開始。薬丸先生はこの頃から塚原さんに関わるようになり，服薬指導だけでなく，身の上話も聞くような間柄になった。

ゲムシタビンは2クール目の途中で有害事象のため中止となり，体力の低下も著しいために積極的抗がん治療を中止することとなった。やがて体動困難となり，背部痛，心窩部痛を認めたため，疼痛コントロールを目的に入院し，療養環境の調整を行うこととなった。幸い，オピオイドの用量を調整後，疼痛コントロールは良好であった。

歩行時のふらつきがあり，トイレに間に合わずに失禁してしまうことがあったため，ある日，看護師からおむつの使用を提案された。その翌日，薬丸先生が病室を訪ずれて声をかけたところ，いつになく塚原さんの表情が暗かった。

塚原さんと薬丸先生の実際のやりとり

薬丸 先生 塚原さん，今日の調子はいかがですか？

塚原 さん ……。実はとってもつらいことがあったんです。昨晩，看護師さんからおむつにしてはどうかと言われて，それがショックで…。おむつだなんて。これまでは自分でできていたのにね。

薬丸 先生 そうだったのですね。

塚原 さん ええ，とっても悲しくて…。あぁ情けない。本当は親の面倒をみて，自分が親の最期を見送らないといけないのに…。自分が先に逝くというだけでも親不孝なのに，親におむつを替えさせるなんて…（涙）。

薬丸 先生 ……。（何も言えず，しばし沈黙。）

> どうしよう，泣き出してしまった…
> どう声をかけたらよいんだろう？

塚原 さん 今まで大した親孝行もできなかったし，今はまた両親に心配をかけてしまっている。そして今度はおむつだなんて，また赤ちゃんに逆戻りだわ。

薬丸 先生 赤ちゃんだなんて。塚原さんは一生懸命頑張っているじゃないですか。

塚原 さん ありがとう。でも，おむつと言われた昨日は，悲しくてどうしようもありませんでした。
今日は少し気持ちが落ち着いたけど，薬丸先生の優しい顔を見ていたら，また涙が出てきてしまいました……。

> あっ，また泣き出してしまった…
> どうしよう…
> 自分のせいで悲しい気持ちを呼び戻してしまった？？

薬丸 先生 私のせいで泣かせてしまってすみません…。
（塚原さんはしばらく泣いている…。薬丸先生は少し気まずく感じた。）

塚原 さん いいえ，薬丸先生。
でも，泣いたら少し気持ちが落ち着きました。
（塚原さんは涙をぬぐっている。）

薬丸 先生 塚原さん，大丈夫ですか？

塚原 さん うん，大丈夫。
先生，話を聞いてくれてありがとう。

> 悪いことしちゃったなぁ…

薬丸 先生 はい。
（薬丸先生は，また疼痛コントロールの様子を見に訪れる旨を伝えて退室した。）

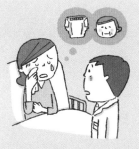

　薬丸先生は，塚原さんのベッドサイドを離れた後，何か落ち着かなかった。塚原さんは，自分の顔を見たらまた涙が出てきたって言っていたなぁ。それって，自分が塚原さんを泣かせてしまったってこと？　などと考えていると，ちょうど昼食から戻ってきた清水先生を見つけた。

解説
患者さんが泣くと，気まずいと感じる

薬丸 先生　おっ，清水先生，いいところに。相談したいことがあるんです。
先ほど，ある患者さんのベッドサイドに伺ったのですが，つらいことがあったそうで，僕の顔を見たら泣き出しちゃったんです。

清水 先生　薬丸先生の顔を見たら泣き出しちゃったと…？
どんなやりとりがあったのか，もうちょっと詳しく教えてもらえませんか？

薬丸 先生　（塚原さんの病歴や，具体的なやりとりについて説明する。）

清水 先生　なるほど，そんなやりとりがあったのですね。
それで，薬丸先生はどういうことに悩まれて私に声をかけたのですか？

薬丸 先生　第一に，「薬丸先生の顔を見たら泣けてきた」と塚原さんに言われたところですね。

清水 先生　それがどうして悩ましいのですか？

薬丸 先生　だって，僕が塚原さんを泣かせてしまったということですよね。
せっかく忘れようとした悲しい気持ちを呼び戻してしまったのなら，悪いことをしてしまったなぁ…と悩んでいます。

清水 先生　「薬丸先生が塚原さんの悲しい気持ちを呼び戻した」ことを，後悔しているということですか？
なるほど，薬丸先生は「悲しむこと」や「泣くこと」を悪いことだと思っているようですね。

薬丸 先生　はい，そうです。

清水 先生　「悲しむ」ことや「泣く」ことを悪いことだと思うのは，どうしてですか？

薬丸 先生　えっ？　どうしてって…。
そうだ！　僕は昔，父親や学校の先生に「泣いてはいけない」と何度も言われたことがあります。それに，よく世間では「ネガティブにならないように，ポジティブに物事を考えよう」とかいうじゃないですか。

清水 先生　確かに，現代社会ではポジティブシンキングが推奨されるなど，前向きで明るくふるまうことが重んじられますね。また，泣くことは弱い人間がすることだという考え方があり，悲しみの感情を表しにくい場面もあるでしょう。

薬丸 先生　そうです。

清水 先生　だとすると，薬丸先生が患者さんが泣き出したときにどこか居心地が悪く感じるのも，無理がないことかもしれませんね。
しかし，「悲しみ」という感情の役割を考えると，やみくもに涙を抑えてしまうことは決してよいこととは思えません。

人はどんなときに悲しむのか？

薬丸 先生　「悲しみ」という感情の役割？？　知りませんでした。

清水 先生　ではちょっとここで，悲しみについて，一緒に考えてみましょう。
薬丸先生は，どんなときに悲しい体験をしますか？

薬丸 先生　そうですね。去年，愛犬のジョンが死んだときは本当に悲しかったです。
あと，学生時代に今の妻に告白して断られたときも悲しかったです。でも，その後もアタックを続けてOKしてもらったときは，とっても嬉しかったですが，ふふふ。

清水 先生　はぁ，よかったですね。それはさておき，愛犬の死によるペットロス，好きな女性との失恋，薬丸先生が悲しいと感じたこれらの体験に共通することは何でしょうか？

薬丸 先生　これらに共通すること？？　何だろう…。

清水 先生　いずれも「大切なものを失う」こと，専門用語では喪失体験ともいいます。
悲しみという感情は，「あなたは大切なものを失ったのですよ」ということを教えてくれるのです[1]。喪失体験のそのほかの例としては，大切な人が亡くなる，職を失う，病気になる，などがあります。

薬丸 先生　失恋や失職は文字どおり"失う"ですが，病気になることで失うものとは何ですか…？

清水 先生　病気になること，つまり健康を失うということです。塚原さんの話に戻ると，彼女は何を失ったと感じて，悲しんでいるのでしょうか？

薬丸 先生　おむつをすることになってしまったこと…を悲しんでいるのだから…。
そうか，つまり自分で自分のことができなくなったことですね。

清水 先生　そうですね。このことを自律性の喪失といったりしますが，特に自分で排泄ができなくなることについては，受け入れがたい人が多いですね。

塚原さんは，「赤ちゃんに逆戻り」とおっしゃっています。人は幼児期にトイレで排泄ができるようになり，親に褒められて誇らしげに感じるわけですが，排泄が自分でできなくなるとは，幼い子どもに退化してしまうと感じてしまうのでしょう。

薬丸 先生 塚原さんの気持ちを思うと，切なくなりますね。

悲しみの力とは？

清水 先生 そして，「悲しむ」という感情は，喪失体験によって傷ついたこころを癒す力があることが，特に遺族の研究などで明らかにされています。
きちんと悲しむことで，人はその出来事を受け止め，受け入れていくプロセスを進むのです[1]。

薬丸 先生 悲しみは傷ついたこころを癒す？　それは知りませんでした。

清水 先生 初耳ですか？　それならば，薬丸先生ご自身の経験を振り返ってみてください。最近泣いたことはありませんか？

薬丸 先生 泣いたこと…。やはりジョンが亡くなったときです。ジョンの亡骸を見たときに，もう会えないんだなと思いました。そして，「ジョン，僕はさみしいよ～」と言いながら，人目をはばからずにわんわん泣いちゃったことをよく憶えています。思い出すとまたウルっときちゃいそう。

清水 先生 それほど悲しかったのですね。それで，泣いた後はどんな気分でした？
余計，重苦しくなりましたか？

薬丸 先生 なぜか少しだけ，こころが軽くなったような感じがありましたね。しかも泣いた後は，悲しみばかりでなく，「ジョン，今まで本当にありがとう」という感謝の気持ちが湧いてきたことを思い出しました。

清水 先生 なるほど，薬丸先生自身も悲しんだ後に，こころが癒された体験があるのですね。生理学的には，悲しんで涙を流すことによって，張りつめていた気持ちが，副交感神経優位のリラックスした状態に切り替わるともいわれています。
世のなかには切ない映画や朗読を聞いて意識的に涙を流すようにしている人もいるくらいですし，実は私も音楽を聴いて涙を流すことを「こころのストレッチ」と命名して実践しています。

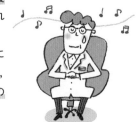

> point 1
>
> **「悲しみ」という感情の役割**
> 「悲しむ」こと，「泣く」ことには，傷ついたこころを癒す力がある。

患者さんが泣き出したらどうしたらよいか？

薬丸 先生 「悲しむ」こと，「泣く」ことが悪いことではないことはわかりましたが，ベッドサイドで患者さんが泣き出したときは，どう対応したらよいでしょう？今回，僕はどうしてよいかわからず，とても困りました…。

清水 先生 私の場合は，悲しみや涙の役割を知ってから，患者さんが泣くと，「あぁ，よかったな」と思うようになりました（※1）

薬丸 先生 「あぁ，よかったな」か。それは新しい視点ですね！

清水 先生 しかも，こころを開いていないと，その人の前でこころから泣くことはできません。塚原さんは薬丸先生のことを信頼していたからこそ泣けた，ということをこころに留めておいてください。

薬丸 先生 そう言われると，さっきのやりとりがまったく違うものにみえてきました。

> point 2
>
> **「泣けてよかった」と考える**
> 患者さんが泣き出したときに気まずく感じる必要はない。「自分に対してこころを開いたんだ」，「泣けてよかったな」と考えてよい。

清水 先生 居心地が悪いままだとこちらも余裕がありませんが，よかったなと思えると患者さんの状況を見るゆとりができますよね。
そして，患者さんの悲しみが大きく，激しく嗚咽するような場合は特に，しばらく感情が落ち着くまで間をとるとよいでしょう。悲しみの感情が高ぶっている間は，どんな言葉をかけても届かないでしょうからね。

薬丸 先生 なるほど，感情が落ち着くタイミングを見計らうのですね。
その後，どうしたらよいですか？

※1：一部の例外はあります。CASE 03 で患者さんが泣いてしまうケースの「退行」を参照 (p.47)。

清水 先生 | 支持的傾聴の基本なのですが，もしその人の涙の理由がわからなければ，「何か悲しいことがあったのですね？」などと質問して，その人の悲しみの理由を理解していくようにします。そのうえで，その人はこういう理由で悲しいのではないか，ということを想像して言葉をかけます。

塚原さんの場合だったら，「おむつをするようになることを，親不孝と感じて悲しいのですね」という感じでしょうか。

薬丸 先生 | なるほど〜。それからどうなるんですか？

清水 先生 | やりとりの後半で塚原さんは，「泣いたら少し気持ちが落ち着きました」とか，「大丈夫，話を聞いてくれてありがとう」とおっしゃっていますね。このセリフからは話を閉じようとしているようなので，「そうですか，またよろしければお話を聞かせてください」と面談を終えてよいと思います。

ただ，そうではなく，本人がもっと話したそうにしていて，こちらの時間が許せば，話をさらに深掘りしてもよいでしょう。

塚原さんの場合は，親不孝というところが思いの中心にありそうなので，塚原さんのご両親はどんな方なのか，どんな親子関係なのかという話を伺って，塚原さんの感じている「親不孝」の輪郭をもっと具体的にするとよいかもしれません。そうすると，塚原さんはさらに深く悲しむことができます。

薬丸 先生 | ほぉ…興味深いです。そういうふうに話を聞くのですね。

清水 先生 | 支持的傾聴については，またどこかで詳しくお話ししたいと思います（CASE 10，p.137）。

> ― point 3 ―
> **悲しみへの対応**
> ・患者さんが泣き出したときは，患者さんの気持ちが収まるまで少し間をとるようにする。
> ・さらに，患者さんの悲しい気持ちについてより深く聴いていくこともある（支持的傾聴）。

多職種による連携のポイント

薬丸 先生 | 多職種との連携のポイントは，どのようなところになるでしょうか。

清水 先生 | まず，薬丸先生が理解した塚原さんの気持ちを共有することに大きな意味があるでしょうね。塚原さんは，おむつになってしまうことに関して，物理的

な不快感ではなく，自分自身に対する情けなさや，両親に対する申し訳なさを感じているわけです。塚原さんのそのような気持ちを想像しながら関わることによって，医療チームはきめ細やかなサポートができます。

薬丸 先生 例えば，どんなことでしょうか？

清水 先生 主に看護師さんの役割が大きいですが，2つの方向がありますね。

1つ目は，排泄に伴う苦痛をできる限り取り除く工夫をしていくアプローチで，①患者さん自身がしょうがないと思えるまでは，トイレに行けるように付き添うようにする，②患者さんが助けを求めやすいように「トイレに行きましょうか？」と医療者から声をかける，③排泄物を処理する必要がある場合は淡々と素早く行う，④「お役に立てて私たちも嬉しいです」と声をかける——などがあります[2]。

2つ目は，患者さん本人がその状況を受け入れられるように，支持的に傾聴する。つまり，そのつらさについて患者さんがきちんと悲しむ場を提供するということです。

薬丸 先生 ご本人が負担を感じないように医療者ができる工夫って，結構いろいろあるんですね。そのような工夫をするだけでなく，ご自身がその状況に向き合う手助けをする，その際にはやはり「悲しむ」ことが大切なのですね。

清水 先生 情報共有において1つだけ注意していただきたいのは，デリケートな内容を，別の医療者が伝えるときです。

例えば，私が塚原さんのベッドサイドに赴く機会があったとして，「薬丸先生から聞いたんですが，ご自身のことを親不孝だと思われているんですって？」と言ったとしたら，塚原さんはどう思われるでしょうか？

薬丸 先生 なんか嫌ですね。

清水 先生 そのことで，せっかくの塚原さんと薬丸先生の信頼関係を壊してしまうかもしれませんね。その話題に直接関わっていない医療者は，情報を共有しつつも，デリケートなことはこころのなかに留めておくのがよいでしょう。

薬丸 先生 わかりました。

---
point 4

悲しみへの対応 －チーム医療のアクション－
患者さんの情報を医療者間で共有することは大切。
しかし，デリケートな情報の場合は扱い方に気をつける。

| 清水 先生 | どうですか？　薬丸先生の疑問は解消されましたか？ |

| 薬丸 先生 | はい。患者さんが泣いてしまっても「よかった」と思うということが，とっても新鮮でした。これからは患者さんの涙にもひるまずに向き合おうと思います。 |

| 清水 先生 | それはよかったです。 |

 その後の経過…

　2日後，薬丸先生は再び塚原さんのベッドサイドに行った。塚原さんは前回に比べるとさっぱりとした顔をしていた。

| 塚原 さん | 薬丸先生，この前は話を聞いてくださってありがとうございました。
おかげで気持ちが少し楽になりました。 |

| 薬丸 先生 | それならよかったです。私は，塚原さんが親不孝になっちゃうと，ご自身を責めていたのが気になっていました。 |

| 塚原 さん | あのあと，少し考えたんです…。
私が両親よりも先に逝くということは，両親の介護を妹に任せなければならないんです。実は，妹も結婚しておらず子どもがいませんから，おむつ交換の仕方がわからないと思うんです。ですから，妹には私をおむつ交換の練習台にしてもらおうかなと。
そう考えると，私がおむつをすることになるのも悪いことばっかりじゃないなと思いました。 |

| 薬丸 先生 | そうだったのですね。 |

　そこには，悲しみを経て，前を向こうとされている塚原さんの姿があった。

— *point* —

患者さんが泣き出してしまったときに
思い出したいポイントまとめ

$\dfrac{1}{\text{p.91}}$ → **「悲しみ」という感情の役割**

「悲しむ」こと，「泣く」ことには，傷ついたこころを癒す力がある。

$\dfrac{2}{\text{p.91}}$ → **「泣けてよかった」と考える**

患者さんが泣き出したときに気まずく感じる必要はない。「自分に対してこころを開いたんだ」，「泣けてよかったな」と考えてよい。

$\dfrac{3}{\text{p.92}}$ → **悲しみへの対応**

・患者さんが泣き出したときは，患者さんの気持ちが収まるまで少し間をとるようにする。
・さらに，患者さんの悲しい気持ちについてより深く聴いていくこともある（支持的傾聴）。

$\dfrac{4}{\text{p.93}}$ → **悲しみへの対応 −チーム医療のアクション−**

患者さんの情報を医療者間で共有することは大切。
しかし，デリケートな情報の場合は扱い方に気をつける。

【参考文献】
1) 堀越　勝・著：第一部 その2「悲しみ」. 感情の「みかた」，いきいき（現 ハルメク），pp26-33, 2015
2) 井村千鶴，森田達也・著：第3章 スピリチュアルペインを和らげるための日常的なケアの工夫. 看護に活かす スピリチュアルケアの手引き（田村恵子，他・編），青海社，pp54-73, 2012

患者さんのつらい気持ちを受けとめるのも，医療者の役目と思っているけれど，怒っている患者さんにはどう接してよいか…。

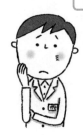

07

「なんで私ばかりこんな目にあうの!?」と怒りをぶつけられたらどうする?

～怒りという感情の扱い方～

　ネガティブな感情の一つである"怒り"に焦点を当ててみます。「なんで私が病気にならなければならなかったの!」,「こんなに治療を頑張ったのに,なんで再発してしまったの!」など,怒りの感情が込められた言葉を聞くときがあります。怒っている人と接することは誰にとってもストレスになりますが,臨床現場ではその場を立ち去るわけにはいきませんね。

　怒りの感情は,人間関係を悪化させてしまう破壊的な威力をもつため,暴発させて良いことはあまりありませんが,ただ単に「怒ってはいけない」と押し込めてしまうのも窮屈です。怒りの感情とうまく付き合っていくことは,自分らしく生きていくうえで大切なことです。

　だからこそ,患者さんの怒りをきちんと受け止めてケアすることは,大きな手助けにつながります。患者さんの怒りとどう付き合ったらよいか,一緒に考えてみましょう。

――――――――― 登場人物 ―――――――――

	竹内朋美 さん	54歳女性。小さい頃に父親を亡くし,母親に育てられた。社会人になっても苦労が多かったが,10歳年上の夫と出会ってからは幸せな毎日だった。乳がん罹患の1年前に夫が脳梗塞で半身麻痺となり,自身の治療を受けながら,夫の介護と家事をこなす。2人の娘(36歳と32歳)は結婚し,遠方に居住している。
	乳腺科 吉岡直美 先生	卒後15年目,臨床経験が豊富で患者の声にもよく耳を傾け,丁寧な診察を行っている。

がんの再発で患者さんの怒りが爆発…
「頑張りましょう」と励ました言葉も責められてしまった…

竹内さんは，右乳がんの術後，肝臓へ転移し再発した（ER－，PgR－，HER2－：トリプルネガティブ乳がん）。乳がんが発覚した当時はショックを受けながらも，"治す"ことを目標に術後化学療法を受けた。術後化学療法は，嘔気や倦怠感，しびれなどの副作用が強かったものの，なんとか治療を終了。しかしその後，約1年経過したところで再発してしまった。再発告知時には感情がこみ上げ，「あれだけ頑張ったのになぜ！　なんで私ばかりこんなひどい目にあわなければならないんですか？」と，やりきれない思いを主治医の吉岡先生にぶつけた。少々のことでは動揺しない吉岡先生も，竹内さんの強い剣幕にたじろいだ様子だった。

そして，再び化学療法を受けることになった。再発後の初回の化学療法投与後に発熱があり，抗菌薬を内服後，解熱したため，この日は2回目の化学療法を通院治療センターで受けている。薬丸先生は，術後化学療法のときから竹内さんの服薬指導を担当しており，点滴投与中に竹内さんのベッドサイドを訪れた。

竹内さんと薬丸先生の実際のやりとり

薬丸 先生　竹内さん，こんにちは。熱が出てつらかったようですね。

竹内 さん　そうなんですよ。よくなるために抗がん治療を受けたのに，抗がん薬のせいで体調崩すなんて元も子もないですよ！
熱が出て，だるくて全然動けなかったんです。

薬丸 先生　そうだったのですか，大変でしたね。

竹内 さん　吉岡先生もひどいんです。今日の診察で，「先々のことも考えないとね」って言ってきたんですよ。
これから治療を頑張ろうっていう人に対する言葉ですかね。

> 吉岡先生に怒ってる？？
> 吉岡先生は悪くなさそうだけど…

薬丸 先生　それは，今すぐというわけではなく，考えておかなければならない情報なので，吉岡先生はそうお話ししたのだと思いますよ。

竹内 さん　えっ？　薬丸先生は，吉岡先生の肩をもつんですか？？

薬丸 先生　いや…，すみません。

> あれ？　今度は，自分に怒りの矛先が向いてしまった？

竹内 さん　だいたい，前の抗がん薬（術後化学療法）だって，本当はやりたくなかったんですよ！
せっかく頑張ったのに，再発してしまって。

薬丸 先生　そうですね。

竹内 さん　薬丸先生も，そのときは「頑張りましょう」と言ってましたけど，あれは何の意味があったんですか！　今でも副作用のしびれが残っていて，苦労しているんですよ。
頑張っても頑張っても，少しも報われない。もういやになっちゃう。

> あのときは，よかれと思って励ましたんだけどな…

薬丸 先生　……（何も言えず）。
（しばし沈黙の後，薬丸先生は，また訪室する旨を伝えて退室した。）

　薬丸先生は，通院治療センターを離れた後も，こころが穏やかではなかった。よかれと思ってフォローしたつもりの一言が，「先生も吉岡先生の肩をもつんですか？」と竹内さんの怒りを増幅させてしまった。おまけに，以前励ましたことについても，責められてしまった。その後は，竹内さんにかける言葉が見つからなかった。

　竹内さんにどう関わったらよかったのだろうか。取り付く島もないとは，こういうことだなぁ〜などと思っていると，病棟でポリポリと頭をかきながらカルテを書いている清水先生を見つけた。

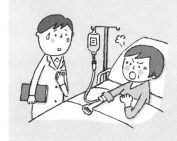

解説

薬丸 先生 | あっ，清水先生。どうしてよいかわからないことがあったんです。今ちょっと，よろしいですか。
先ほど，ある患者さんのところに伺ったのですが，とっても怒っていて…。なんとかなだめようとしたんですが，ますます怒り出しちゃって。

清水 先生 | それは大変でしたね。どんなやりとりがあったのか，もう少し詳しく教えてもらえませんか？

薬丸 先生 | （竹内さんの病歴や，具体的なやりとりについて説明する。）

怒りの多くは，心理学的に理解できる

清水 先生 | なるほど，そんなやりとりがあったのですね。
竹内さん，何やら相当怒っていますね〜。

薬丸 先生 | そうなんです。僕はどう関わったら良かったのでしょうか？

清水 先生 | そうですね。まず，薬丸先生の関わり方は良かったですよ。

薬丸 先生 | えっ，なんで良かったのですか！？　怒らせてしまっていますよ…？

清水 先生 | だって，竹内さんは薬丸先生にやりきれない気持ちを表すことができたわけだから。ストレスはため込んじゃうといろいろと良くないですし，そういう意味で，薬丸先生はこころのケアをされたのだと思います。

薬丸 先生 | はぁ，そうですかねー。

清水 先生 | ところで，竹内さんは，どうしてそんなに怒っていたのだと思いますか？

薬丸 先生 | つらい思いをして術後化学療法を頑張ったのに，再発してしまったからではないでしょうか？

清水 先生 | 確かにそうですが，つらい思いをして術後化学療法を頑張ったのに再発した人というのは皆，竹内さんのように怒るのでしょうか？

薬丸 先生 | そんなことはないですね。
だとしたら，どうして竹内さんは怒っていたのでしょうか？

清水 先生 | 竹内さんの話に入る前に，怒りの一般論について説明しましょう。
激しく怒っている患者さんに出会ったときに，最初に除外しなければいけない「怒り」があります。脳の器質的異常（脳転移，せん妄，前頭側頭型認知

症など）や物質（覚せい剤，ステロイド，アルコールなど）によるもの，精神疾患（躁うつ病や統合失調症），パーソナリティ障害や一部の発達障害などによるものについては，ケアで対応できる範疇を超えており，専門的な対応が必要となります。

具体的な鑑別点は，①その人の怒っている理由が常識的に理解できない場合，②怒りの強さや持続期間が常識の範囲を超えている場合，の2つです。判断が難しいことも多いと思いますので，対応に苦慮する激しい怒りについては，できれば精神科医などの専門家に相談されたらよいと思います。

薬丸 先生 確かに，せん妄が生じている間の怒りなどは，理由が明らかではないのに突然激しく怒り出したかと思ったら，数時間後には，けろっとしてしまうことがありますからね。

清水 先生 しかし，臨床現場で出会う"怒り"の多くは，心理学的に理解できるものです。その人が，ある状況に対して「期待が裏切られた」，あるいは「理不尽だ」と思ったときに生じる感情が怒りになります。

薬丸 先生 期待が裏切られた？　理不尽だ？？　もう少し説明してくれませんか。

清水 先生 人には皆それぞれに，「こうあってほしい」，あるいは「こうあって当然だ」という，見えない価値観のラインがあって，そのラインが侵されたと思ったときに，怒りの感情が生じるんですよ。

薬丸 先生 「こうあってほしい」ラインが侵された？

怒りは，期待が裏切られたと感じたときの感情表現

清水 先生 少し具体的な例をあげてみましょうか。例えば，友人との待ち合わせで，その友人が10分遅れてきたら，薬丸先生は腹が立ちますか？

薬丸 先生 いや。僕も全然時間を守らないタイプだし，気にしませんけど。

清水 先生 薬丸先生はおおらかだねー。
でも，待ち合わせに遅れていくと怒る人っているでしょう？

薬丸 先生 そうですね。例えば，薬剤部の正田主任はとっても時間に厳しい人です。この前，僕と後輩の吉田さんを研究会に連れて行ってくれたのですが，その日，吉田さんは待ち合わせの時間に5分ほど遅れてきたんです。そうしたら正田主任はすごくイライラした様子で，「時間を守らないとは，社会人の基本がなってないな」と一喝していました。吉田さんはとても恐縮していましたが，僕はまだ時間に余裕があるんだから，5分ぐらいでそこまで言わなくてもよ

いのではと思いました。

清水 先生 どちらの価値観が正しいかという議論はさておき，なぜ吉田さんの遅刻に対して正田主任は怒り，薬丸先生は怒らなかったのでしょうか？

薬丸 先生 なぜでしょう？？ 正田主任が几帳面で，僕がおおざっぱだから？

清水 先生 そうとも言えますが，先ほどの「こうあってほしい」という価値観のラインに沿って説明すると，正田主任は「待ち合わせには絶対に時間どおりに来てほしい」とか，「後輩は，上司や先輩より先に到着していて当然だ」という価値観をもっているのではないかと推測されます。

もしかしたら，ご自身も先輩からそのように指導されていて，一生懸命守るように努力してきたのかもしれません。そのラインを吉田さんが踏み越えてしまったから腹を立てたのでしょう。

一方で，薬丸先生は待ち合わせ時間について，遅れることはそれほど問題ないと考えているから，吉田さんに腹が立たない。

薬丸 先生 なるほど。

> *point* 1
> **怒りとは**
> 怒りは，その人が「こうあってほしい」，あるいは「こうあるべきだ」という期待が裏切られたと思ったときに生じる感情である。

怒りの感情は，悪いもの？

清水 先生 それともう一つ，「こうあってほしい」という期待が裏切られた場合でも，怒りの感情が強い人とそうでない人がいます。

自分の理想どおりにいかないフラストレーションが他人に向かうと怒りになりますし，自分に向かうと「残念だ」と思うようになる。正田主任がもし怒りの感情が強くないタイプだったら，吉田さんが遅刻してきたときに，「私の部下は時間を守ってくれないんだな〜」と思って悲しむでしょう。

薬丸 先生 確かに，怒りやすい人とそうでない人がいますね。怒ってもあんまり良いこともないと思うけど，怒りの感情って何のためにあるんですか？

清水 先生 怒りの感情は「間違いを正す」力があるのですが，確かに今の時代では厄介な感情とみなされていますね。人類の進化という観点では，原始時代から現代まであまり時間が経っておらず，人間の脳は原始時代と構造がほとんど変

わっていないんです。原始時代は，猛獣や，敵対する人間が攻めてきたときに，怒りの感情を発動して敵と戦ったので，当時は必要な感情だったのでしょう。でも，平和な現代の日本では，怒りを発動させすぎると厄介な人になってしまいますね。

薬丸 先生 なるほど。アンガーマネジメントという言葉もあるぐらいですものね。

清水 先生 そう。怒りを表現したらいろいろと問題が生じるんですね。

ただし，自分の「こうあってほしいのに」という期待がかなわなかったときに，「怒っちゃいけない」と我慢するだけなのもよくありません。

なぜなら，ただ我慢するだけだとストレスが積もり積もって，喜びや楽しみなどのほかの感情も麻痺してしまって，最終的には生きる喜びを失ってしまうといわれています。

あるいは，堪忍袋の緒が切れるという言葉がありますが，どこかで我慢しきれなくなっていずれ大爆発してしまうかもしれない，ということです。

薬丸 先生 ふむふむ。怒りという感情は難しいですね。

清水 先生 そういう意味で，薬丸先生は竹内さんの怒りを小爆発させてあげたわけだから，良かったねと申し上げたのです。

薬丸 先生 なるほど…。

---
point 2

怒りの向けどころ
怒りは発動させるとトラブルを招くが，ただ我慢するという対処もストレスにつながり，悪影響がある。

怒った人への関わり方

薬丸 先生 では今度，竹内さんと会ったとき，どのように関わったらよいのでしょうか。どう接したらよいかわかりません。

清水 先生 そのためには，竹内さんが「なぜ怒ったのか」について考えるとよいでしょう。竹内さんはどうして怒ったのだと思いますか？

薬丸 先生 うーん。竹内さんは，抗がん薬を投与して熱が出たことに怒っていたのですが…，よくわかりません。

清水 先生　そうですね。推測するに，「抗がん薬，あるいはより広い意味で医療は，自分をより健康にして，守ってくれるはずだ」と期待しているのに，そのとおりにならないことに怒っているのだと思います。

だから，副作用を我慢しながら術後化学療法を頑張ったのに再発したことや，吉岡先生が「病気が進行したときのことを考えよう」と伝えたことに，竹内さんは「医療に期待していたのに裏切られた」と感じて，激しい怒りを表出したのでしょう。

そして，その期待が裏切られて激しく怒るのは，きっとその背後に，病気にまつわる強い不安や恐怖があるのでしょう。推測の域を出ませんが，日々の生活のなかでもご主人の介護に強い責任を感じていて，ご主人の面倒を自分がみられなくなったらどうしよう，という心配があるのかもしれません。

薬丸 先生　なるほど。そう考えると，竹内さんに対する印象が変わってきました。
竹内さんは怒りっぽく困った人だと感じていましたが，苦労を抱えているのだろうなぁと思います。

> ── *point* 3 ──
> **怒りの理由を考える**
> 患者さんがなぜ怒っているのか？　その理由を考えていくことが，ケアの糸口になる。

清水 先生　「この人がなぜ怒っているのか」ということが推測できると，こちらの気持ちのもち方も変わってくるし，ご本人の怒りを誘発するポイントを回避できるかもしれません。

竹内さんの場合は，「病気は手ごわいし，竹内さん自身が病気と向き合っていかなければならない」ことは事実ですが，この点に触れる働きかけは慎重になる必要がありますね。

薬丸 先生　なるほど。

清水 先生　具体的には，竹内さんの怒りがまだ燃え盛っているときは，まずは竹内さんの悔しさを理解する立ち位置をとります。

例えば今回のやりとりで，「吉岡先生もひどいんです。今日の診察で，『先々のことも考えないとね』って言ってきたんですよ。それがこれから治療を頑張ろうっていう人に対する言葉ですかね」に対しては，吉岡先生に怒りが向いているので，薬丸先生の立ち位置が難しいですよね。

どちらかの肩をもつのではなくて，「思いがけない言葉だったんですね」とか，「心外だったんですね」という感じで，竹内さんの感情に焦点を当てて，

受け止めようとする感じでしょうか。

薬丸 先生 なるほど，勉強になります。

清水 先生 怒り続けることにもエネルギーがいるので，多くの場合はだんだん鎮火していき，怒りの後に悲しみが表れることが多いです。
竹内さんの場合，期待と現実にはギャップがあることと向き合うようになり，「残念ながら現実は厳しいのですね」という表現に変わるかもしれません。
その場合は，悲しみという感情のケアを意識するとよいでしょう（共感的アプローチ）（図1）。

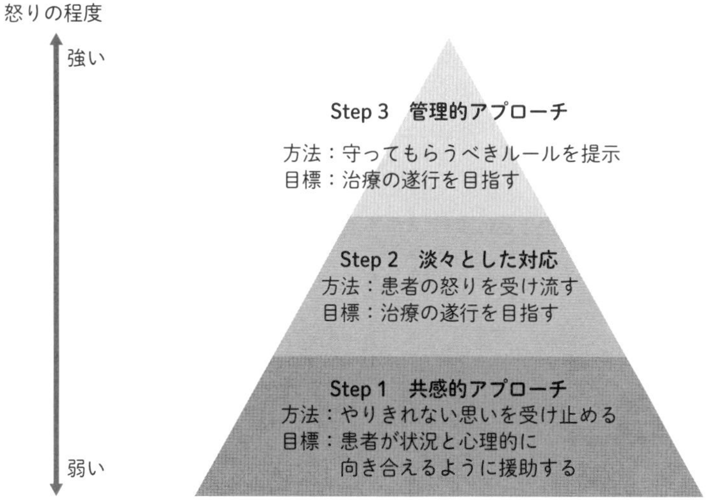

※怒りの程度が著しく強い場合は，器質的異常，物質，精神疾患の鑑別が必要。
※患者の怒りが医療者などの他者に向かう場合（投影同一化）は，Step 2以上の視点が必要となることが多い。

図1　怒りの程度と，アプローチの違い

薬丸 先生 もう一つ難しかったのは，「薬丸先生も『頑張りましょう』と言ってましたけど，あれは何の意味があったんですか！」というところですが，これに対しては？

清水 先生 これは，薬丸先生に怒りが向いているのでもっと対応が難しいのですが，「言葉が見つかりません。私も竹内さんが再発したことがとっても悔しいです」といった感じかな〜。

薬丸 先生　それでも「先生，本当に私の気持ちがわかってるんですか？」と，また怒られちゃいそうですが…。

清水 先生　そのとおりです。薬丸先生にやりきれない怒りの矛先が向いている（投影同一化）ので，この場合はきれいに収められなくても当然です。

そこで，ケアの目標を切り替えることになります。「竹内さんにはやりきれない気持ちがあるのだから，しょうがないな」と，受け流すことにスイッチを切り替えるのです。

> *point* 4
>
> **怒りに対するケアの目標を切り替える**
> ・どうコミュニケーションをとっても怒りが収まらないことがある。その場合は，無理に怒りの収拾を目指さなくてもよい。
> ・やりきれない思いが「八つ当たり」という形で医療者に向くことがあるが，医療者が自分を責めすぎないようにする。良い意味で受け流すとよい。

薬丸 先生　なかなか骨が折れますね。

清水 先生　そうなんですよ。あくまでも私のイメージなのですが，怒っている人は，傷ついたハリネズミのように見えることがあります。つらそうなのでケアをしたいけれど，触れようとしたら毛を逆立ててしまい，私たちを寄せつけないようにしてしまう…。

そういうときは，癒すことはできないけれど，怒りを真正面から受け止めるのではなく受け流し，必要な医療はきちんと提供することが目標になるかもしれません。

さらに患者さんの怒りが大きく，あまりに医療チームの物理的・精神的負担が増える場合は，管理的なアプローチが必要になることもあるでしょう（CASE 04，p.59）。

薬丸 先生　難しいですね。

清水 先生　患者さんがハリネズミになっているときは，ご本人の満足は得られなくても，なんとか医療行為を提供できればよいのです。

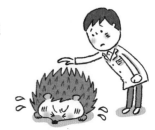

多職種による連携のポイント

薬丸 先生　多職種で対応する場合のポイントは，どんなところになるのでしょうか？

清水 先生　今まで述べたことをチームで検証することでしょうね。まず，できれば専門家を交えて，この人の怒りは「ケアの対象となる怒り」なのかを検証します。次に，ケアの対象となる場合は，なぜこの人が怒っているのかということについての理解を共有します。

そのうえで，自分たちをねぎらう作業も必要でしょう。なぜなら，怒りに対応することは時間とエネルギーを要します。ときには患者さんに怒りをぶつけられて医療者が傷つくこともあるからです。

薬丸 先生　わかりました。

清水 先生　また，吉岡先生の役割は大変かもしれませんね。今後も厳しい病状を伝えなければなりません。そのたびに竹内さんは怒るかもしれませんが，逃げずに竹内さんの怒りと対峙しなければならないのですから。

薬丸 先生　主治医の役割も大変なんですね…。

➡ **その後の経過…**

2回目の化学療法の後，竹内さんは幸いにも体調を崩すこともなかった。

3回目の化学療法実施時に，薬丸先生が竹内さんのもとを訪れたところ，穏やかな表情であった。

竹内 さん　この前は，ちょっと取り乱しちゃってすみませんでした。

薬丸 先生　いえいえ，大丈夫ですよ。竹内さんの事情もいろいろとあるのでしょうから，やりきれない気持ちになられるのも無理ないなと思いました。

竹内 さん　薬丸先生，ありがとうございます（涙ぐむ）。

その後，竹内さんは病状が進行し，吉岡先生から積極的抗がん治療の継続が難しいことが伝えられた。告知直後は「先生は私を見捨てるんですか！」と，竹内さんは怒りの感情を表したが，吉岡先生はしばらく黙った後，「私はあなたを見捨てない。でも治療を続けることは竹内さんのためにならないから，それはできないんです」と毅然として答えた。

竹内さんは「夫を残して逝かなければならないんですね。あの人は私が大変だったときに救ってくれた。だから今度は，私が守ってあげたかった」と言って涙を流した。…吉岡先生は竹内さんの人生にしばし思いを馳せた。

─── *point* ───

患者さんの怒りが爆発してしまったときに
思い出したいポイントまとめ

1
p.102 →
怒りとは
怒りは，その人が「こうあってほしい」，あるいは「こうあるべきだ」という期待が裏切られたと思ったときに生じる感情である。

2
p.103 →
怒りの向けどころ
怒りは発動させるとトラブルを招くが，ただ我慢するという対処もストレスにつながり，悪影響がある。

3
p.104 →
怒りの理由を考える
患者さんがなぜ怒っているのか？　その理由を考えていくことが，ケアの糸口になる。

4
p.106 →
怒りに対するケアの目標を切り替える
・どうコミュニケーションをとっても怒りが収まらないことがある。その場合は，無理に怒りの収拾を目指さなくてもよい。
・やりきれない思いが「八つ当たり」という形で医療者に向くことがあるが，医療者が自分を責めすぎないようにする。良い意味で受け流すとよい。

CASE

08

患者さんから「死」の話題が出たら どうする？

　すべての人にとって確実なことは,人生の最後には必ず「死」を迎えるということです。しかし,誰も避けることができないにもかかわらず,「死」の話題は,現代社会では一般的に避けられる傾向があります。一方,がんなどの生命を脅かすような病気に罹患すると,患者さんは死について考えるようになりますので,患者さんとの対話では「死ぬのが怖い」,「死んだらどうなるんでしょう?」などの話題が出ることがあります。ただ,「死」についてどう考えるかといった講義を大学で受けることはまれでしょうから,このような場合に,どのように患者さんと対話したらよいか,戸惑う人が多いのではないでしょうか。

　私自身も,以前は「死」についての話題が出たときはその場から逃げ出したくなり,話をそらしていたりしていました。しかし,そういうわけにもいかないので「死」について考えていくと,患者さんと「死」について会話ができるようになりました。その結果,個人的な体験ではありますが,私のなかにも限りある「生」をどう生きるかという問いが生まれ,自分の人生が豊かになることにつながっていきましたので,覚悟を決めて向き合ってみませんか?

--- 登場人物 ---

患者	米山 隆 さん	52歳男性。47歳の妻と19歳の娘との3人暮らし。娘の成人式を半年後に控えている。
主治医	肝胆膵内科 室田孝之 先生	卒後17年目で臨床経験が豊富。患者・家族から信頼を集め,後輩からも尊敬されているが,実は恐妻家。ストレス発散はサウナ。

「まだ死にたくないんだ！」と言われてしまった…

米山さんは進行膵臓がんに罹患した。告知されたときは頭が真っ白になった。しかし，「まだ死ぬわけにはいかない」と自らを奮い立たせ，外来化学療法（mFOLFIRINOX）を定期的に受けていた。内臓痛と胸椎の骨転移痛があり，痛みを感じると，「これから自分はどうなってしまうのだろうか」と思い，自分の「死」についてときどき意識するようになった。

薬丸先生は，外来化学療法での医師診察前に毎回，米山さんとの面談を行っていた。

米山さんと薬丸先生の実際のやりとり

＜診察前面談にて＞

薬丸 先生　こんにちは，米山さん。おまたせしました。体調はいかがですか。

米山 さん　抗がん薬の点滴をすると，やっぱり最初の数日は体がだるいね。あと，飯が食えないことはつらいね。治療を始めてから5kgも体重が落ちてしまったよ。今までも食べることが楽しみだったのに，今は食べたいっていう気持ちはあっても食事が喉を通らないよ。

> だるさがあって，食事もなかなか喉を通らない…
> ふむふむ…

薬丸 先生　そうですか。もう少しお食事が摂れるようになるとよいですよね。
ほかに，気になることはありますか？

米山 さん　まだまだやりたいこともあるし，もうちょっと元気で頑張りたいんだよね。今はまだ死にたくないんだけど，この頃は寝るときに「死んだらどうなるんだろう？」って考えてしまって，寝られないことがときどきあるんだよね。

> 「死」…，なかなか触れられないなぁ…
> まずは，眠れない点をケアできるかな

薬丸 先生　えっと…（汗）。寝られないのなら，まずは寝付きを良くするようなお薬を，先生にお願いして出してもらいましょうか…？

米山 さん　いや，そんなに毎日寝られないわけじゃないから，薬は処方してもらわなくてもいいよ。

mFOLFIRINOX療法は9コースでPD（progressive disease，病態進行）となった。その後，GEM＋nab-PTX療法を開始したが，末梢神経障害増悪のため2コースで中止となった。積極的治療は中止となったが，疼痛コントロールのため，診察前面談を継続している。

＜ある日の診察前面談にて＞

米山 さん　抗がん薬をやめてから，体が楽になったね。飯も食えるようになってきたよ。やっぱり抗がん薬っていうのは，きつかったんだね。

薬丸 先生　米山さんの場合はそうだったかもしれません。

米山 さん　でも，いつまで元気でいられるかな？急激に具合が悪くなってしまうことはないのかな？

> いつまで…といわれても…

薬丸 先生　えっと，それは人によるかと…（汗）。

米山 さん　せめて娘が成人するまで，あと半年は生きていたいんだよ。今はまだ死にたくないなって。

> 生きたい気持ちはわかるけど…，あと半年は…微妙かな…でもどう応えてよいかわからない…

薬丸 先生　うーん…。

米山 さん　まだもう少し生きられるよね。まだ死にたくないんだよ。

薬丸 先生　それは人によるので…。

薬丸先生は，米山さんの「死んだらどうなるのだろう」，「まだ死にたくないんだよ」という訴えに困ってしまった。「米山さんに限らず，患者さんからときどき『死ぬのが怖い』というような訴えを聞くことはあるけど，そういうときにどう向き合ったらよいのか，わからないんだよなぁ……」と薬丸先生が独り言をつぶやいていると，清水先生が「何ぶつぶつ言っているの？」と声をかけてきた。

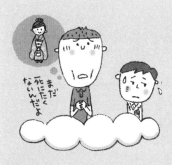

解説

「死」に関する話題になると，どう応えてよいかわからない

薬丸 先生　あぁ清水先生，ちょうどよかった。
ちょっと教えていただきたいことがあるんですが。

清水 先生　どんなことですか？

薬丸 先生　実は先ほど，ある患者さんと面談したのですが，「まだ死にたくない」とおっしゃったんです。でも，その患者さんの病状は厳しい状態なので，安心させるような言葉も見つからず，僕はどうしたらよいかわからず，逃げるように帰ってきてしまいました…。

清水 先生　そうですか。もう少し詳しく教えてもらえますか。

薬丸 先生　（米山さんとのやりとりについて説明する。）

清水 先生　なるほど。薬丸先生は「死」に関する話題になると，どう対応したらよいかわからなくなるのですね。

薬丸 先生　はい。でも，このままではまずいなぁと思ったんです。
ちゃんと逃げずに，患者さんと向き合えるようになりたいです。

現代人は「死」の話題が苦手

清水 先生　薬丸先生はいつも熱心で頭が下がります。まずお伝えしたいのは，死の話題を避けたくなるのは，現代人に共通する心理で，薬丸先生が逃げ出したくなったのも当然のことなのです。

薬丸 先生　現代人に共通の心理？　それは初めて知りました。

清水 先生　人間は動物としての生存本能をもっているので，自らの死を予感させるものには強い恐怖を感じるようにできています。
例えば，断崖絶壁に立ってみると強い恐怖感に襲われ，動悸や震えが起こるなど，こころも体も強い反応を起こしますよね。

薬丸 先生　うんうん，わかります。

清水 先生　一方で，人間がほかの動物と異なるのは，「未来を予測できる」ことです。死に対する恐怖をもちつつも，自らの人生には限りがあり，いつか必ず死がやってくることを知っています。これは，人間が進化したために生じた葛藤とも考えられます。

薬丸 先生 死ぬのは怖いけど，死が避けられないことも知っている…。
人間ってつらい生き物ですね。

清水 先生 そうです。しかし，昔は宗教的な価値観のなかで，死後の世界を理解することができていました。死んだ後は天国に召されるとかね。
しかし，現代社会では宗教を信仰しない人が多くなり，科学でも「人間は死んだらどうなるのか？」という問いに対しては，きちんと説明をすることができないので，「死」については謎が残ってしまうのです。その結果，「死」について考えることが一般的に避けられるようになりました。
日常生活のなかで「死」を話題にするのは，どこかはばかられますよね。

薬丸 先生 確かにそうですね。

清水 先生 薬丸先生はそういう現代のなかで生きてきたのだから，米山さんが発した「死」の話題を避けたくなるのは当然だと思うな。
私もがん患者さんの診療を始めたのは，30歳になったばかりの頃だったのですが，それまで「死」のことなんかほとんど考えたことがなかった。だから，患者さんと「死」の話題になるのが怖くてしょうがなくて，病院に行きたくなくなるぐらいでした。

薬丸 先生 そんなに悩まれたんですね！
先生も，ひょうひょうとしているように見えて，意外とまじめで繊細なんですね。

清水 先生 ゴホンッ。「意外と」は余計です。

point 1

誰しも「死」の話題は避けたい
・「死」の話題を避けたくなるのは，現代人に共通する心理であり，誰しも逃げ出したくなるのは当然のことである。
・「人間は死んだらどうなるのか？」という問いに対して，きちんと説明することはできず，「死」については謎が残ってしまう。

がんに罹患すると「死の問題」と向き合うようになる

薬丸 先生 先ほど清水先生は，現代人は「死」の話題を避けると言われましたが，患者さんのなかには，「死」について考えるのを避けるのではなく，積極的に「死」を話題にされる人もいますよね。

清水 先生

そうなんです。ちょっと説明しますと、現代社会の多くの人が用いている「死について考えないようにする」という方法は、死の恐怖に対するこころの対応の第一段階なんです（図1）。

これは表面的な対応なので、死の問題にあまり直面していないときにのみ有効で、「死」について頻繁に考えざるをえなくなる状況になると、役に立たなくなります。

がんに罹患したり、年をとって周囲の友人が徐々に亡くなっていったりすると、自らの「死」の問題と直面するようになります。そして、次の段階の対応に進み、「自分が死ぬ」という問題を正面から考えるようになるのです。

そうすると、私たち医療者を含めて「死」について考えないようにしている人（第一段階）と、「死」の問題について考えようとしている患者さん（第二段階）との間にはギャップが生じて、かみ合わなくなるんですよね[1]。

薬丸 先生

なるほど～、確かにかみ合いませんね。先生の説明を聞いて、僕がどうして米山さんの話に向き合えなかったのかは理解できました。

では、僕はどうしたらよいのでしょうか。

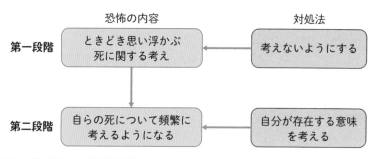

図1　死の恐怖への心理的対処

―― point 2 ――

「死」の恐怖への心理的対処は 2 段階ある
私たち医療者を含めて「死」について考えないようにしている人（第一段階）と、「死」の問題について考えようとしている患者さん（第二段階）との間にはギャップが生じて、かみ合わなくなる。

覚悟を決めて，「死の問題」と向き合ってみる

清水 先生　薬丸先生も，すぐにはうまくいかないかもしれませんが，少しずつ患者さんが話す「死」の問題と向き合ってみませんか？

薬丸 先生　僕もそうしたいと思っています。でもどうしたら，「死」の話題に向き合えるようになるのでしょうか？

清水 先生　まず薬丸先生の心構えとして，患者さんが死の話題について触れたとき，話題を変えず，掘り下げていくことにチャレンジしてみてください。
例えば，米山さんが「死ぬのが怖いんです」とおっしゃったとき，「米山さんは，死ぬことのどういったところを恐れていらっしゃるのですか？」と尋ねることができますよね。

薬丸 先生　そこまではできそうです。しかし，その後の展開が想像できません。
米山さんが次に何をおっしゃるのか，またそれにどう応えてよいか…。

清水 先生　そうですよね。そう思うと，踏み込むのを躊躇してしまいますよね。でもヒントはあるんです。
人は「死」に関して具体的にどういうことを恐れるのかを調査した過去の研究[2), 3)] をもとに考えると，死に対する恐怖を3つに分類すると整理しやすいと思います（表1）。

表1　人が「死」を恐れるのはなぜか？

1. **死に至るまでの過程に対する恐怖**
   - 最後はどんなふうに苦しむのだろうか…
   - がんによる痛みはつらいのだろうか…

2. **自分がいなくなることによって生じる現実的な問題**
   - まだ子どもが小さいので，子どもの将来のことが心配…
   - 高齢の両親が悲しむし，その世話はどうするのか？
   - 今取り組んでいるライフワークが未完のままで心配…

3. **自分が消滅するという恐怖**
   - 死後の世界は？
   - 自分が消滅するってどういうこと？

薬丸 先生　3つに分類できるのですね。

清水 先生　はい。1番目の「死に至るまでの過程に対する恐怖」は，「亡くなる前はつらいんだろうか？」という肉体的苦痛に対する懸念のことです。
確かに心配でしょうけど，現在は苦痛を和らげるための技術が進歩しているので，症状緩和について備えるという方向で，薬物療法の観点も含めて話を進めることはできますよね。

薬丸 先生　症状緩和の技術も進歩していますからね。

清水 先生　また，2番目の「自分がいなくなることによって生じる現実的な問題」は，家族や職場の信頼できる人と相談しながら準備することによって，一部あきらめなければならないこともあるかもしれませんが，整理することができますよね。

薬丸 先生　なかなか重いテーマですね。

清水 先生　はい。現在まさに着目されている人生の最終段階における意思決定支援は，この問題を扱っていますよね。

薬丸 先生　確かに！

清水 先生　さらに，3番目の「自分が消滅するという恐怖」。「魂の死」といわれたりしますが，自分の存在が無になることについて，強い恐怖を感じる方もいます。このような内容を恐れているときは，「米山さんは死後どうなると考えておられるのですか？」とさらに掘り下げます。

薬丸 先生　なんと！　スピリチュアル（霊的）な感じですね!?

清水 先生　人によっては，科学的な立場とは相容れない会話に抵抗があるかもしれませんし，私も個人的には死後の世界は存在しないと考えています。
しかし，死後の世界が存在するという感覚をもっている人は多く，それが自分とは異なる価値観だとしても，その人が感じていることを尊重して対話しても問題にはならないと思います。

── point 3 ──

「死」に対する恐怖を3つに分類して考える

①死に至るまでの過程に対する恐怖

②自分がいなくなることによって生じる現実的な問題

③自分が消滅するという恐怖

薬丸 先生　その人の価値観を尊重する!?

清水 先生　はい。例えば先日，ある年配の女性が「あの世に行ったらお父さん（夫）に会える」という話をされました。それに対して私は，「お父さんに会えることを，楽しみにされているのですね。どんなご主人だったのですか？」というふうに話を拡げたら，とても嬉しそうにご主人の思い出を語ってくださり，表情が和らいでいきました。

薬丸 先生　なるほど。確かにその患者さんの思いに寄り添っている感じになりますね。

清水 先生　別の患者さんのパターンとしては，死後の世界は存在しないという価値観をもっていて，死を恐れる人もいらっしゃいます。こういう人も，自分が居なくなっても，自分の思いは大切な人のなかに受け継がれていくと考えるなどして，時間が経つにつれてこころが安らぐ場合が多いです。

薬丸 先生　「死に対する恐怖」と一口に言うけど，いろんな内容があるんですね。
内容ごとに整理しておくと，患者さんの話も「あぁ，このことだな」と思いながら聞いていくことができますし，内容によっては薬剤師の立場から相談にのったりすることができますね。

清水 先生　はい，そうですね。そして薬丸先生の心構えとしては，関わりのなかで患者さんのすべての問題の解決法を見出そうとしなくてもよいんです。
共感については，また別の機会にお話ししたいと思いますが（CASE 10, p.137），薬丸先生の言葉がけに対して，患者さんが「自分の思いを理解してもらえた」と受け取れば，薬丸先生に支えられていることを感じて，苦しみが和らぐでしょう。

薬丸 先生　そうですね。先生のおっしゃることは頭では理解できます。
でも実際に，僕にできるでしょうか？

清水 先生　すぐにうまくやろうと思わなくてもよいのです。
あくまでも私の経験ですが，死の話題と向き合うことは簡単ではありませんでした。話を掘り下げようとする自分に対して，私のなかにある「死に対する不安」が立ちはだかり，最初は患者さんの話を聴くことがとても恐かったです。今でも患者さんの言葉に対して何と応えてよいかわからず，言葉に窮してしてしまうことがあります。
でも，たとえ言葉が拙くても，患者さんにとって，自分の恐怖を理解しようとしてくれる人，そばにいようとしてくれる人の存在は力になるはずです。

薬丸 先生　そう感じていただけるといいのですが…。

| 清水 先生 | あと，患者さんに追いつくために，私はむしろ自分の死を積極的に考えるようにしています。
私たちも生きていれば何があるかわからず，健康であることは当たり前ではないということを十分に意識するようにしています。

| 薬丸 先生 | へぇ〜，そんなことをされているんですね。

| 清水 先生 | いろいろと試行錯誤しながらやっていると，だんだん死の話題に向き合えるようになると思います。
私の場合は，死と向き合うことで，自分の人生をどう生きたらよいのかについて考えが深まるという，副産物も期せずしてついてきました（笑）。

---

point 4

解決法を見出そうとしなくてもよい
患者さんのすべての問題の解決法を見出そうとしなくてもよく，患者さんが「自分の思いを理解してもらえた」と感じ，支えられていることが感じられれば，苦しみが和らぐ。
そして，自分の「死」についてもむしろ積極的に考える。

多職種による連携のポイント

| 薬丸 先生 | それから，チーム医療において，意識すべきことはありますか？

| 清水 先生 | 「死にたくない」という米山さんの思いに対して，薬丸先生が最初に感じたような「どうしてよいかわからない」という感覚に，チーム全体が陥ってしまうことがあります。
そうすると，医療が思わぬ方向に進んでしまい，例えばリスクが大きく効果がそれほど期待できないのに化学療法を続ける，といった提案をしてしまうことがあります。
主治医の室田先生は，予後が悪い肝胆膵のがん患者さんと日々向き合っているので大丈夫だとは思いますが，「患者さんに厳しい見通しを伝える」ことは，医師にとっても，すごく抵抗感があるのですよ。

| 薬丸 先生 | 本当に…そうなのでしょうね。

| 清水 先生 | 無理に化学療法を続けることは，「大切な人生の最後の大切な時間をどう過ごすか」という問いを先送りしてしまい，患者さん本人，ご家族ともに，こころの準備がないまま死を迎えてしまうことにつながりかねません。

薬丸 先生 　なるほど。つらいことだけど，きちんと現実に向き合っていただくように，働きかける必要があるのですね。

清水 先生 　そうです。以前お話ししたとおり，患者さんが悲しむことを恐れてはいけません（CASE 06，p.85）。でもそのためには，医療チームが結束している必要があります。
主治医の苦悩も理解しながら，チーム全体で患者さんやご家族の気持ちを受け入れるための覚悟をする。そういったチーム全体で支え合う姿勢が大切だと思います。

薬丸 先生 　わかりました。米山さんのことを，皆で相談してみたいと思います。

CASE
08
死を話題にする患者

 その後の経過…

　薬丸先生は，病棟で主治医の室田先生に話しかけた。米山さんのことが気になっていることや，米山さんが最近よく「死」の話題を口にすることなどを伝えた。
　さらに，「室田先生はいつも厳しい病状の患者さんと向き合っていて，大変じゃないですか？」と気遣うと，室田先生は「それがこの仕事の醍醐味でもあるんだけど，正直疲れることもあるよ。気にかけてくれてありがとう」と，笑顔を見せてくれた。

＜室田先生の外来にて＞

室田 先生 　米山さん，今日の診察は終わりますが，何か聞きたいことはありますか？

米山 さん 　娘の成人式がちょうど半年後にあるんだけど，私はそのときまで生きていられるかい？

室田 先生 　うーん…。年を越せるかは微妙なところですね。
年を越せたらよいけど，そうならないかもしれない…。

米山 さん 　………そうかい…（涙）。
先生がそう言うなら，こっちも覚悟しなきゃならないな。
（米山さんの奥さんも，このやりとりに涙を浮かべて聞いていた。）

　次の来院時，薬丸先生は米山さんから，家族3人で金沢へ旅行に行ってきたという報告を受けた。なんでも金沢は米山さんが生まれ育った土地だそうで，「娘が，一緒に行ってみたいと言ってくれたんだ」と，嬉しそうに語っていた。

—— *point* ——

患者さんから「死」の話題が出たときに
思い出したいポイントまとめ

1
p.113 →

誰しも「死」の話題は避けたい
・「死」の話題を避けたくなるのは，現代人に共通する心理であり，誰しも逃げ出したくなるのは当然のことである。
・「人間は死んだらどうなるのか？」という問いに対して，きちんと説明することはできず，「死」については謎が残ってしまう。

2
p.114 →

「死」の恐怖への心理的対処は2段階ある
私たち医療者を含めて「死」について考えないようにしている人（第一段階）と，「死」の問題について考えようとしている患者さん（第二段階）との間にはギャップが生じて，かみ合わなくなる。

3
p.116 →

「死」に対する恐怖を3つに分類して考える
①死に至るまでの過程に対する恐怖
②自分がいなくなることによって生じる現実的な問題
③自分が消滅するという恐怖

4
p.118 →

解決法を見出そうとしなくてもよい
患者さんのすべての問題の解決法を見出そうとしなくてもよく，患者さんが「自分の思いを理解してもらえた」と感じ，支えられていることが感じられれば，苦しみが和らぐ。
そして，自分の「死」についてもむしろ積極的に考える。

【参考文献】
1) 脇本竜太郎・著：存在脅威管理理論への誘い―人は死の運命にいかに立ち向かうのか，セレクション社会心理学-27，サイエンス社，2012
2) Templer DI：The construction and validation of a Death Anxiety Scale. J Gen Psychol, 82：165-177, 1970
3) Krause S, Rydall A, Hales S, et al：Initial validation of the Death and Dying Distress Scale for the assessment of death anxiety in patients with advanced cancer. J Pain Symptom Manage, 49 (1)：126-134, 2015

CASE

09

不安が強い患者さんに
どう対応する？

　怒りや悲しみなど，ネガティブな感情にも役割があることを，CASE
06（悲しみ）やCASE 07（怒り）で解説してきました。このCASE
09では，「不安」について取り上げます。

　不安という感情には，危機を知らせてくれるアラームという大切な
役割があり，この不安という感情があることで，人間は物事に対して
慎重に対処することができるのです。

　しかし，一部の不安が強い人はアラームの感度が良すぎるので，大
きな病気に罹患するとアラームが鳴りっぱなしになってしまい，少し
も気持ちが休まることなく，「大丈夫ですか？」という確認を繰り返し
医療者に求めます。話を伺って「心配しなくても大丈夫ですよ！」と
伝えても，その患者さんはつかの間だけホッとするものの，すぐまた不
安のアラームが激しく鳴ってしまうのです。そうすると，医療者は際
限なく対応しなければならず，辟易してしまいます。

　不安になりやすい人の気持ちがすぐに静まるような "魔法の言葉"
は残念ながらありませんが，このような患者さんにはどのように対応
したらよいのか，考えてみます。

━━━━━━━━━ 登場人物 ━━━━━━━━━

患者	田村美加 さん	47歳女性。会社員。50歳の夫，20歳の息子と3人暮らし。
主治医	乳腺科 吉岡直美 先生	卒後15年目，臨床経験が豊富で患者の声にもよく耳を傾け，丁寧な診察を行っている。
看護師	外来化学療法室 渡辺由美子 さん	卒後12年目の看護師。姉御肌で頼りにされるタイプ。はっきりしないことが嫌い。

化学療法による吐き気のことが心配で，心配で…

　　田村さんはとっても怖がりな性格だった。乳がんが発見されたときはショックで力が入らなくなり，家族に抱えられて家に帰るほどであった。乳がんに対する最初の治療は手術療法であったが，手術が近づくにつれて緊張が高まり，主治医の吉岡先生に「大丈夫ですよね，うまくいきますよね」と何度も確認した。吉岡先生はそのたびに「大丈夫ですよ。私の経験からは，田村さんの手術がうまくいかないことはないです」という具合に応える必要があった。

　　手術は無事終わったが，リンパ節転移があることと，組織の悪性度から，術後補助化学療法の実施が望ましい状況だった。吉岡先生は田村さんに対して，「将来の再発リスクを低下させるためにも抗がん薬を使った治療が必要と考えられます」と伝えたところ，田村さんの顔色はみるみる変わり，「恐れていたことが起こりました。私はこれから化学療法の吐き気と闘わなければならないのですね」とつぶやき，非常に緊張しているようだった。吉岡先生は，「吐き気を心配される方が多いですが，最近は対策がいろいろと出てきています。後ほど薬剤師から詳細な説明がありますので，詳しく聞いてみてください」と伝えた。

> 田村さんと薬丸先生の実際のやりとり

＜外来化学療法室にて＞

田村 さん　先ほど，主治医の先生から抗がん薬の治療について説明がありました。
副作用の話も聞きましたが，とても不安です。

> まず，何が不安なのか聞いてみよう。副作用が心配なのかな？

薬丸 先生　抗がん薬治療と聞いて不安な気持ちになるのはごく自然なことだと思います。副作用のことで，具体的にどのようなことが心配ですか？

田村 さん　何よりも，吐き気です。抗がん薬を使っている人は皆，強い吐き気に襲われて，食事をしてもすぐに吐いているイメージがあります。
私の知り合いも5年ほど前に抗がん薬治療をしていましたが，吐き気がすごくて，つらそうで，みるみる痩せていきました…。
私もあんなふうになるのではないかと心配です。

薬丸 先生　そうでしたか。お知り合いの方のご経験から吐き気が心配なのですね。

吉岡先生からもお話があったと思いますが，最近は吐き気止めの薬が進歩してきました。うまく工夫して，できるだけ吐き気が出ないようにしていきたいと考えています。

> 抗がん薬による吐き気が心配なら，制吐薬があるし，対処していけそうだ

田村 さん　でも，完全には抑えられないのでしょ？

薬丸 先生　そうですね。点滴をして数日間は食欲が落ちたり，ムカムカしたりする方もいらっしゃいます。ただ，毎日吐いて，つらい思いをされている方は以前より減っています。

田村 さん　そうなんですね…。薬は良くなったのでしょうけど，やっぱり心配です。

点滴しているときから気持ち悪くなりますか？
もし，気持ち悪くなったときは，誰に言ったらいいですか？　点滴をするときに，薬丸先生は見に来てくれたりしますか？

> 説明してもきりがないな…
> 相当，吐き気が心配なんだな…

薬丸 先生　点滴をする部屋には看護師が常駐していますから，気持ち悪くなったらいつでも声をかけてください。

私も点滴を始めるときに立ち会いますし，点滴をしている間は様子を見に伺いますね。そのときにご気分などを聞かせてください。

> 少しでも不安がおさまるなら…
> 立ち会って様子を見守ろう

田村 さん　薬丸先生も見に来てくれるんですね。それなら安心ですが，家に帰ってから気持ち悪くなって眠れなくなったらどうしましょう。

でも，治療はしないとダメですよね…。
心配なことがあったら，また聞いてもいいですか？

> 質問が止まらない…
> どうしたらいいんだろう…

薬丸 先生　もちろんです。いつでも聞いてください。

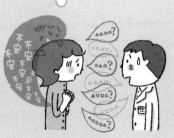

説明後，田村さんは化学療法の実施に同意したため，化学療法開始となった。点滴中，外来化学療法室の担当看護師である渡辺さんから「田村さんが『薬丸先生を呼んでほしい』と言っています」との連絡を受け，再度，外来化学療法室へ向かった。

薬丸 先生　田村さん，どうされました？

田村 さん　家に帰ってからの吐き気が心配です。吐き気止めの薬は出ますか？
吐いたりして，どうしてもつらいときはどうしたらいいですか？
病院に連絡してもいいですか？

薬丸 先生　吐き気止めの飲み薬が処方されていますので，気持ち悪くなったら飲んでください。
それでも，どうしてもつらいときは遠慮なく病院に連絡してください。

田村 さん　はい，わかりました。

　薬丸先生が外来化学療法室を出ようとしたとき，看護師の渡辺さんから「田村さん，だいぶ不安そうね。大丈夫かしら。薬丸先生を頼りにしているみたいだから，よろしくね！」と声をかけられた。薬丸先生は「頑張ります！」と答えた。
　田村さんは帰宅後，病院に電話をかけてきた。「気持ち悪くなりそうな気がするんです。吐き気止めを飲んでもいいですか？」，「吐き気止めを飲んだら，その後どのくらい間隔を空ければ追加して飲んでもいいですか？」などの質問があった。また，「薬丸先生が病院にいないときは，どうしたらいいですか？」と尋ねられたので，その際は当直の医師が対応しますと伝えた。「薬丸先生みたいに丁寧に対応してくれるかしら？　怖い先生だったらどうしたらいいの？」と聞かれた。薬丸先生は田村さんのやまない質問に当惑しながら，「当直の先生はちゃんと対応してくれますから，大丈夫ですよ」と言って電話を切った。
　薬丸先生は，電話を切った後も，説明しても説明しても安心できない田村さんに対して，どうやって接したらよいのだろうかと悩んだ。「今夜も電話をかけてくるのかな。あの調子だったら，当直の先生の負担も大きいなぁ」などと考えているとき，電子カルテの前であくびをしている清水先生を見かけた。

解説
不安という感情の役割

薬丸 先生 あっ，清水先生，暇そうですね。ちょっと教えていただきたいことがあるんですが，よろしいですか？

清水 先生 「暇そう」は余計ですが，まぁいいですよ（笑）。どうしたんですか？

薬丸 先生 今日から化学療法を開始した患者さんのところへ説明に伺ったのですが，吐き気のことをとても心配していて，いくら説明してもなかなか安心されないんですよ。どうしたら安心してもらえるでしょうか。

清水 先生 どうしたら安心してもらえるか？
うーん，もう少し詳しく教えていただけますか。

薬丸 先生 （田村さんとの具体的なやりとりについて説明する。）

清水 先生 おー，そういう患者さんがいるのですね。
確かに相当不安が強いようだから，田村さんに安心してもらうのは簡単ではなさそうですね。

薬丸 先生 そうなんですよ。不安の強い患者さんっていつも対応に困ります。
先生は以前，「悲しみ」（CASE 06, p.85）とか「怒り」（CASE 07, p.97）などのマイナスの感情にも意味があると話されていましたが，「不安」にも何か意味があるんですか？

清水 先生 そうですね，強すぎる不安はやっかいかもしれませんが，不安という感情がなかったらきっと人類は絶滅していたと思いますよ。

薬丸 先生 えっ，人類が絶滅していた!?　そんなに大切な感情なんですか？

清水 先生 そうですよ。
例えば，最近，薬丸先生が不安を感じたのはどんなときでしたか？

薬丸 先生 この前，学会の大きなシンポジウムで発表したときですね。コーディネーターの先生から，「薬丸先生の発表に期待しているよ」と言われて，とっても嬉しかったのですが，自分に務まるのか，不安になりました。
1カ月も前から準備を始めたのですが，それでも前日は緊張して，何度も予行演習をしました。その成果もあって，本番はなんとか満足のいく発表ができましたが…。

| 清水 先生 | 薬丸先生，頑張ったんですね！
では仮に，このときの薬丸先生に，不安な感情がまったく生まれなかったらどうなっていたと思いますか？ |

| 薬丸 先生 | どうなんだろう…。たいして準備もしなかったかもしれないし，発表がうまくいっていなかったかもしれませんね。
そうか！　そういう意味では不安という感情も必要ですね。 |

| 清水 先生 | 不安という感情は，人間に危険を教えてくれるアラームのようなもので，「このままだと大変なことになるよ！」ということを教えてくれます。
誰でもある程度の不安はあるのが当たり前で，あまり不安を感じない人というのは一見大胆ですが，失敗や事故を起こしてしまいやすいのです。
しかし，田村さんのように不安が強すぎてもいろんな弊害があります。 |

| 薬丸 先生 | どんな弊害があるんですか？ |

| 清水 先生 | 一日中，頭のなかで危険のアラームが鳴っていたら，落ち着いていられないですよね。不安は，頭と身体の双方に影響を与えます。
田村さんの場合は，「吐き気が強くて何も食べられなくなり，痩せ細っていく」というような悪いイメージが頭から離れないでしょうし，身体の症状としては，筋肉がこわばったり，動悸，息切れ，震え，不眠などが現れます。 |

---

point 1

不安とは
- 「不安」は誰にでもある感情であり，危険を教えてくれる働きがある。
- 不安になると，怖いイメージが頭をめぐるとともに，身体にも，筋肉のこわばり，動悸，息切れ，震え，不眠などの症状が生じる。

| 薬丸 先生 | 田村さん，大変だなぁ。
しかし，なぜ不安が強い人とそうでない人がいるんですか？ |

| 清水 先生 | さまざまな要因があり，単純ではありません。
生まれつき怖がりという性質もあるでしょうし，環境要因として両親にしょっちゅう怒られたり，小さい頃に友達との関係がうまくいかなかったりすると，大人になってからもびくびくしやすくなります。
さらに，強烈な体験（トラウマ）も影響があります。例えば，犬に咬まれた経験がある人は，犬の鳴き声を聞くだけで強い不安に襲われることもあるでしょう。そうすると，いくら「犬は怖くないよ」と説明しても，本人の犬に |

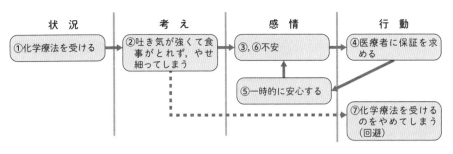

図1 田村さんに起きていること

対する恐れはなくなることがありません。

薬丸 先生 なるほど。いろんな要素があって，不安になりやすくなってしまうのですね。

清水 先生 田村さんはもともと不安が強い性格であるように思いますが，それに加えて，化学療法を受けていた友人が相当痩せてしまっていたことが，田村さんにとって強烈な体験となっていた可能性が高いですね。
田村さんの現状を分析したものを図1に示します[1]。①「化学療法を受ける」という状況に対して，②「吐き気が強くて食事がとれず，痩せ細ってしまう」と極端に悪い方向に考えてしまっています。そうすると，③不安になっていたたまれなくなり，④医療者に「大丈夫でしょうか？」と尋ね，⑤一時的に安心させてもらうのですが，⑥すぐにまた不安になってしまう——ということを繰り返しています。
「化学療法を受ける」ことが「吐き気が強く出て，痩せ細ってしまう」ことにつながる可能性はかなり低いのに，必ずそうなると考えている。ここが問題の根っこになります。

― point 2 ―

不安が強い患者さんの特徴
不安が強い患者さんは，ある状況を極端に悪く捉えてしまっていることがある。

不安への対応

薬丸 先生　それでは，どう対応したらよいのでしょうか？

清水 先生　図1の②の，「吐き気が強くて食事がとれず，痩せ細ってしまう」という考えが変化すれば，田村さんの強い不安がやみますよね。

まずオーソドックスな方法は，極端な悪い考え方を修正するために，きちんと情報提供することです。

「強い吐き気が生じる人は全体の7％ですよ。しかも，もしそれが生じた場合は，制吐薬を強化することで吐き気を抑えるよう対処できますよ」という知識を伝え，誤解を解くわけです。

多くの人の場合はこの方法で安心されますが，薬丸先生はすでにこの方法を試みても，田村さんには通用しなかったのですよね。

---

point 3

不安への対応 ステップ1
不安に対する最初の介入は，適切な情報提供である。

薬丸 先生　そうですね。

清水 先生　もし，極端に悪い思い込みがあり，修正が一筋縄ではいかない場合は，不安障害の診断に該当することもあり，精神医学的な介入ができると不安が軽減することがあります。そのときは精神科に紹介していただきたいですね。

薬丸 先生　そういうこともあるのですね。まずは，主治医の吉岡先生に清水先生がそう言っていたと伝えてみます。

僕の対応としては，どのようにしたらよいですか？

清水 先生　実は田村さんは，すでに解決の糸口につながっているんです。

田村さんにとって，強い不安で最も悪い影響が生じるのは，その状況を回避してしまうこと，つまりこの場合は化学療法をやめてしまうことなのですが（図1⑦），吐き気の不安を回避するために化学療法をやめると，化学療法に対する不安はおさまりますが，乳がんが再発するリスクが高まってしまいます。

しかし，田村さんにとっては治療を受けないことも怖いことなので，化学療法を受けることにしたわけですよね。

これは不安をおさめるための糸口になります。

— *point* 4 —

不安への対応 ステップ 2
不安により，恐れている状況を回避してしまうと，患者さんにとっ
てさまざまな不利益が生じてしまうことを理解してもらう。

薬丸 先生　不安をおさめる糸口？

清水 先生　曝露療法とよびますが，過剰な恐れをもっている人には，勇気を出して実際
に体験してもらうと，思い込みどおりのことは起こらないということが実体
験のなかで理解され，やっと安心できるわけです。

薬丸 先生　曝露療法というのですか？　荒療治のような気がします。

清水 先生　できるだけ，荒療治にならないように工夫します。「大丈夫，見守っていて
あげるから一度やってみましょう」と働きかけるわけです。
　　　薬丸先生は，最も不安が高まる最初の抗がん薬投与のときに，様子を見に
行ったし，家に帰ってから心配になって電話をかけてきた田村さんの相談に
ものりました。これらは，田村さんにとって，大きなサポートになったと思
います。

薬丸 先生　そうですか。
　　　いろいろやっても安心してもらえなかったので，徒労感しかないのですが。

清水 先生　確かに，そばにいたり，「大丈夫」といくら伝えても，田村さんの根本的な
不安は解決しませんから，むなしく感じられたのでしょうね。
　　　でも，医療者が見守っていてくれるという安心感が得られることは，田村さ
んが一歩を踏み出すための力になったと思いますよ。

薬丸 先生　そうだといいのですが…。
　　　でも，田村さんの不安は解消できなくてよいのですか？

清水 先生　今後，不安の程度は徐々に軽減するはずです。
　　　もし運悪く，強い吐き気が出たとしても，薬丸先生が事前に説明したとおり，
制吐薬を追加することで対応できることがわかるでしょう。
　　　少なくとも，友人のように痩せ細っていくような状況にはならないでしょう
から，極端な悪い思い込みが修正されることを期待します。

薬丸 先生　なるほど。実際に治療をやってみることで，「あぁ，こんな感じか」という
ことがわかれば，安心してもらえるということですね。

---

point 5

不安への対応 ステップ3
恐れていることに，実際に取り組むことができれば，不安が軽減する糸口になる。

多職種による連携のポイント
～ずっと見ていてほしいという要求にどう応えるか～

薬丸 先生 田村さんは，とっても恐れている化学療法に勇気を出して挑んでいるのはよくわかりました。しかし，しょっちゅう様子を見に来てほしいとか，病院に電話をかけてくるとか，下手をすると僕は田村さんにつきっきりになってしまい，それでは業務が回らなくなってしまいます。

清水 先生 確かにそうですね。以前，退行について説明しましたが（CASE 03，p.47），田村さんは不安を打ち消すために，「誰かにそばにいてほしい」と求め，子どもがえりをしているわけです。これは一時的な効果しかありません。
ですから，そばにいてほしいというご本人の要求には，「なるべく見守っていてあげるけど，ここからは自分でしなくてはなりませんよ」と，継続的にサポートできる範囲で対応しましょう。

薬丸 先生 外来化学療法室の渡辺さんからも「頼むわよ！」って言われたので，頑張らなきゃならないと思ったんですが。

清水 先生 確かにそう言われると，やらなければならないような気になりますよね。
ただ，薬丸先生が全部引き受けちゃうと，田村さんの要求はエスカレートして，来院したときには，つきっきりでケアをしなければならないし，その後もまたじゃんじゃん電話がかかってきちゃうかもよ。

薬丸 先生 ひえーっ，それは困ります。

清水 先生 私だって「任せてくれ」と言いたくなることがときどきありますが，自分の守備範囲を決めて，できないことはできないと，きちんと言ったほうがいろんな意味でよいですよ。

薬丸 先生 医療チームのメンバーや患者さんには，どう伝えたらよいですか？

清水 先生　私だったら，医療チームで相談する際に，「自分もできる限りやるけど，皆も一緒に考えてほしい」というニュアンスで，次のように言うかもしれません。

まず，主治医の吉岡先生や，渡辺さんをはじめとした看護師さんに，「化学療法中になるべく見に行くようにするし，電話での対応もできる範囲で行うが，ほかの業務でどうしても見に行けないときや，不在時に電話対応できないときがあると思います。そんなときは，ご本人が相当落ち着かなくなりそうなのだけど，どうしたらよいでしょうか？」と。

そうしたら，外来化学療法室の看護師さんたちも力になってくれると思うし，吉岡先生も，夜間や休日は当直医に申し送りしてくれると思うんです。そして，田村さんには医療チーム皆でサポートすることを伝えることができますね。

薬丸 先生　なるほど，わかりました。

┌─ *point* 6 ─────────────────
│　**不安への対応　−チーム医療のアクション−**
│　・安心させてほしいという要求は際限がなくなることがあるので，
│　　継続的なサポートのためにも，業務上可能なところで線を引いて
│　　対応することが大切。
│　・不安を抱える患者さんに対しては自分一人で対応しようとせず，
│　　チーム全体で共有する。
└──────────────────────────

 その後の経過…

　化学療法を実施した翌日と翌々日，田村さんから電話があり，「ちょっと気持ち悪い感じがある。これからもっと吐き気が強くなったら，どうしたらいいですか？」という質問があった。薬丸先生は「ちょっと気持ち悪い感じなんですね。それくらいの程度だったら，吐き気止めを飲めば対処できると思いますし，心配しなくても大丈夫だと思いますよ」と答えて電話を切った。

　その後，田村さんからの電話はなく，3週間後に2回目の化学療法を投与する際は，田村さんは落ち着いた様子だった。「吐き気は思ったほどではなかったので，続けていけそうです」と言った。

—— *point* ——

不安が強い患者さんと接するときに
思い出したいポイントまとめ

$\frac{1}{\text{p.126}}$ →
不安とは
- 「不安」は誰にでもある感情であり，危険を教えてくれる働きがある。
- 不安になると，怖いイメージが頭をめぐるとともに，身体にも，筋肉のこわばり，動機，息切れ，震え，不眠などの症状が生じる。

$\frac{2}{\text{p.127}}$ →
不安が強い患者さんの特徴
不安が強い患者さんは，ある状況を極端に悪く捉えてしまっていることがある。

$\frac{3}{\text{p.128}}$ →
不安への対応 ステップ1
不安に対する最初の介入は，適切な情報提供である。

$\frac{4}{\text{p.129}}$ →
不安への対応 ステップ2
不安により，恐れている状況を回避してしまうと，患者さんにとってさまざまな不利益が生じてしまうことを理解してもらう。

$\frac{5}{\text{p.130}}$ →
不安への対応 ステップ3
恐れていることに，実際に取り組むことができれば，不安が軽減する糸口になる。

$\frac{6}{\text{p.131}}$ →
不安への対応 －チーム医療のアクション－
- 安心させてほしいという要求は際限がなくなることがあるので，継続的なサポートのためにも，業務上可能なところで線を引いて対応することが大切。
- 不安を抱える患者さんに対しては自分一人で対応しようとせず，チーム全体で共有する。

【参考文献】
1) 大野　裕・訳：認知行動療法トレーニングブック. 医学書院, 2007

COLUMN

▼

薬物療法の適用がなくなっても
できること

Doingと Being

　患者さんへの関わりには，Doing と Being という 2 つのモードがあります。Doing というのは，文字どおり「何かをする」ことであるし，Being というのは「傍にいる」ということです。

　医師は医学教育のなかで疾患を治療すること（＝Doing）を中心に学びますが，治らない疾患を有する患者さんの傍に居ること（＝Being）については，あまり知る機会がありません。薬学教育もそうなのかもしれません。問題を抽出し，その状況に最適な治療は何なのかということを考えますが，選択できる薬物療法や治療法がないとき，あなたは患者さんとどう向き合うでしょうか？

「眠れない」と言われたら…
あなたならどうする？

　よく，治療法がなくなった患者さんのもとから医師の足が遠のくといわれますが，薬剤師のなかにも，そのような患者さんのもとに赴くのはこころが重くなる人も多いかもしれません。

　ある患者（A さん）のやりとりをもとに考えてみましょう。A さんは前日に厳しい病状告知を受けていました。その次の日，あなたはベッドサイドに赴きました。

あなた：おはようございます。調子はどうですか？
A さん：（暗い表情で）あんまりよくないね…。
あなた：昨日は眠れましたか？
A さん：全然眠れなかったんだ。

　さてこの後，あなたならどのような言葉を続けるでしょうか？　もしここで，睡眠薬を提案（＝ Doing）しようと思われたのなら，この会話は次のように展開したかもしれません。

あなた：よく眠れるよう，睡眠薬を使うことを考えましょうか？

Ａさん：いや，それは必要ないよ。

あなた：依存性のない睡眠薬もありますから使ってみませんか？

Ａさん：大丈夫。また必要になったらお願いするから。ありがとう。

　Ａさんの「全然眠れなかったんだ」という言葉の奥には，睡眠薬を提案して欲しいという希望ではなく，眠れないぐらい心配なことがあったんだという意味が隠されている可能性が高いです。もしあなたが Being の意識をもてば，次のような会話が展開されたかもしれません。

あなた：おはようございます。調子はどうですか？

Ａさん：（暗い表情で）あんまりよくないね…。

あなた：昨日は眠れましたか？

Ａさん：全然眠れなかったんだ。

あなた：何か心配なことがあったんですか？

Ａさん：そうなんだ。昨日先生から話があったんだが，どうやら自分の状態はかなり
　　　　厳しそうなんだよね。

あなた：そうなんですね。それで眠れなかったのですか。

Ａさん：ああ……。

あなた：どのようなことが心配ですか？

Ａさん：ああ，自分は大丈夫なんだけど，妻のことが頭に浮かんでね…。
　　　　このことを知ったら悲しむだろう…とね。

あなた：奥様のことを心配されているんですね。
　　　　もし眠れなくてつらいようでしたら，睡眠薬のことを担当医に伝えますけど。

Ａさん：ああ，それは大丈夫だよ。気持ちを聴いてくれてありがとう。

　この会話のなかで，Ａさんは自分の想いを話すことができて，少し気持ちが楽になったようです。このやりとりは，患者の傍らにいること（=Being）の大切さを端的に示しています。

▌ Beingの姿勢とは

　Aさんとのやりとりは，Beingの姿勢で展開が変わりました。では，Beingの姿勢を示すにはどうすればよいでしょうか？　それは共感を意識し，相手が何を感じているかを理解しようとすることです。

　Beingの姿勢は，実はすべての人間関係の役に立ちます。あなたの配偶者や恋人が愚痴を言った場合に，「過ぎたことを話してもしょうがない，その問題をどう解決するか考えよう」とDoingのモードでたしなめたら，相手は不機嫌になってしまうかもしれません。このコラムをもし私の同僚や妻が読んだら何と反応するかははなはだ不安ですが，私自身も相手の話をよく聞いて，「それは大変だったね」というBeingのモードを大切にしたいと思っています。

PART 4

上手な話の聞き方

CASE
10

「あなたに私の気持ちがわかるの?」と言われたら?

～共感とは：患者さんの気持ちがよくわからないとき～

　私自身,過去に苦い経験があります。患者さんから「あなたに私の気持ちがわかりますか?」と聞かれ,どう答えたらよいか返答に困りました。そして,悩んだ挙句に「わかります」と答えたら,「私の気持ちがわかるはずないじゃない!」と,患者さんは怒ってしまいました。

　「自分のことを理解してほしい」と思っている患者さんは多いですが,「このつらさは実際に体験しないとわからない」と思っている人もいるでしょう。一方で医療者は,「患者さんのつらさを理解することが大切」といったことを教えられています。

　そもそも,「患者さんの気持ちを理解する」とはどういうことでしょうか?　どうすれば「理解できた」という状態になるのでしょうか?

　CASE 10では,患者さんに寄り添うためのカギとなる概念である「共感」をとりあげます。患者さんと向き合うときには,ある心構えをもっておくとよいかもしれません。

―――――――――― 登場人物 ――――――――――

　患者　小林和子 さん　　56歳女性。左乳がん。夫（60歳）と娘（32歳）の3人暮らし。

　主治医　乳腺科　吉岡直美 先生　　卒後15年目,臨床経験が豊富で患者の声にもよく耳を傾け,丁寧な診察を行っている。

「私の気持ちがわかるの？」と言われてしまった…

　　小林さんは，左乳がん術後ホルモン療法を受けながら3年が経過していたが，経過観察中に右恥骨部の疼痛の訴えがあった。精査したところ，骨盤周囲と腰椎に多発の骨転移が見つかり，乳がん再発の告知を受けた。再発告知に際して小林さんが非常に動揺しているように見えたことと，早急に疼痛コントロールを行う必要があると考え，主治医の吉岡先生は小林さんに入院を勧めた。

　　薬丸先生は，小林さんを担当することになった。吉岡先生からは，「薬丸先生，小林さんはちょっと気難しいところがあるんだけど，再発でショックを受けているみたいだからよろしくね。今回，初めて麻薬を使用したことにも不安を感じているかもしれないし」と声をかけられた。

　　薬丸先生は「鎮痛薬を安心して使えるようになってもらえたらいいなぁ」と思い，入院2日目に，薬剤管理指導のために初回の訪問を行った。

小林さんと薬丸先生の実際のやりとり

薬丸 先生　はじめまして，薬剤師の薬丸と申します。
今回は痛みの治療のため，入院されたのですね。

小林 さん　はい。とにかく痛いんです。
痛くてご飯も食べられない状況でした。

薬丸 先生　それはつらかったですね。

小林 さん　はい……。

薬丸 先生　今の痛みを0から10の数で表すとどのくらいですか？

> 痛みの強さはどのくらいかな？ きちんと評価しなくては

小林 さん　0から10では表しきれないぐらい。
13くらいです。

薬丸 先生　それは本当につらいですね。

小林 さん　先生は「つらいですね」と言いますが，本当に私のつらさをわかって言ってるんですか？

> 痛みがとても強いんだろうなと思って言ったのだけど…

薬丸 先生　いや，10点満点で13点だと言われたから…。

小林 さん　数字で測れるものなんですか？
10点と13点とどう違うんですか？

薬丸 先生　それは……。

小林 さん　口だけでは,「痛そう」,「つらそう」と言いますが,
この痛みやつらさは私本人にしかわからないです
し,先生に理解できるとは思っていません。
さっき看護師さんからも痛みを点数に例えたら何
点くらいかと聞かれました。
私のつらさを点数で片付けられてしまうのは,な
んか不愉快です。もう話はいいですか？

確かになぁ…

薬丸 先生　わかりました。失礼しました……。

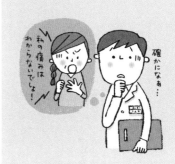

　薬丸先生は,小林さんのベッドサイドを離れた
後,落ち込んだ。「このつらさはあなたには理解で
きない」という言葉が頭に残っていた。「そうだよ
な,健康な自分にがんの痛みのつらさなんかわかる
はずないよな」と思った。
　さらに,患者さんのつらさがわからない自分に
は,そもそもケアなどできるのだろうかという不安
が頭をもたげた。小林さんとのやりとりで,すっか
り自信をなくしてしてうつむいている薬丸先生に,
清水先生が「どうしたの？　元気がないですね」と
声をかけてきた。

解説

薬丸 先生　あっ清水先生,ちょっと聞きたいのですが…,先生は患者さんの気持ちがわ
かりますか？

清水 先生　どうしたの？　唐突に？

薬丸 先生　さっき患者さんに「私の気持ちがわかりますか？」と聞かれて,どう答えて
よいかわからなかったんです。

CASE 10 「私の気持ちがわかるの？」と言われたら

清水 先生：そうなんだ。どんないきさつだったのかわからないけれど，正確に言えば，他人の気持ちはわからないですよね。

薬丸 先生：えーっ！　でも先生は精神科医でしょう。他人の気持ちがわからないでどうやって診療しているんですか？
他人の気持ちがわからないと言ったって，僕はどうすればよかったのでしょうか？
（小林さんとのやりとりについて説明する。）

他人の気持ちは（正確に言えば）わからない

清水 先生：そんなことがあったんですね。

薬丸 先生：患者さんがどのくらいつらいのか知りたかったのですが…。
よくよく考えたら，「患者さんの苦しみがわからない僕に，患者さんのケアなどできるんだろうか？」と思って，自信をなくしてしまいました。
僕は，ただ薬に関する情報を提供するだけではなくて，患者さんの気持ちをわかったうえで，その患者さんが求めているような，こころが通った対応をしたいと思っているんです。

清水 先生：そうですか。実は私も「こころの専門家なんだから，患者さんの気持ちを誰よりもわかっていなければならない」と思っていたときがありました。
その頃，ある患者さんから「あなたは私の気持ちがわかっていない！」って言われたことがあって，とっても落ち込んだことを思い出しました。

薬丸 先生：清水先生も言われたことがあるんですね！？
でも，「私の気持ちがわかりますか？」と患者さんに聞かれたら，どう返事したらよいのでしょうか？

清水 先生：先ほど言ったとおり，人の気持ちは他人にはわからないんです。なので，私の場合は基本的には「おっしゃるとおり，わかっていないかもしれません。でも，わかりたいと思っています」と答えることが多いですね。

薬丸 先生：えー，そんなふうには，なかなか言えないなぁ。

清水 先生：私たちは他人の気持ちを「こんなこと感じているんじゃないか？」と想像することがありますが，自分の考え方のフィルターを通して，他人のことを推測しているので，ズレていることが多いんですよ。

CASE

10

「
私
の
気
持
ち
が
わ
か
る
の
？
」
と
言
わ
れ
た
ら

| 薬丸 先生 | えっ, そうなんですか？
でも, 緩和ケアの勉強会で「患者さんの気持ちを理解することが大切」というようなことを学びましたけど…。 |

| 清水 先生 | それは正確には「理解する」ではなくて,「理解しようとすることが大切」かもしれません。
結果ではなくてプロセスが大事なんです。 |

| 薬丸 先生 | 結果ではなくて,「プロセス」ですか？？ |

── *point* 1 ──────────

他人の気持ちはわからないもの

・患者さんの気持ちを想像しても, 自分の考え方のフィルターを通して推測しているのでズレていることが多い。

・患者さんの気持ちを「理解しようとする」ことが大切であり, 結果ではなくプロセスが大事である。

─────────────────────

理解するためのプロセスとは

| 清水 先生 | 説明がないと難しいですね。心理学でいわれている「共感」ということについて説明したら, 薬丸先生の考えの整理になるかもしれません。何か例えがあるとよいんだけど。
……そうだ！ 確か, 薬丸先生は毎日1時間かけて電車で通う通勤地獄がすごく大変だと言っていましたね。 |

| 薬丸 先生 | はい。東京近郊でも最も混む路線といわれていて, まさに地獄です。 |

| 清水 先生 | 実は, 私は卒業以来ずっと車通勤なんですが, その私が, 大きくうなずく身振りを交えながら,「あぁ, 通勤地獄は本当に大変ですね」と言ったらどう思いますか？ |

| 薬丸 先生 | ええ〜,「わからないくせに, 適当なことを言うなぁ」と思って, イラッとしてしまうかも。 |

| 清水 先生 | そうですよね。ここでいったん別の話に移りますが, あとでまた出てきますので,「本当に大変ですね」という言葉を覚えておいてください。 |

| 薬丸 先生 | はい。 |

| 清水 先生 | 薬丸先生の通勤地獄をもっと具体的に教えてもらいたいのだけど, 実際どん |

な感じなんですか？

薬丸 先生 すさまじいですよ。駅の構内に入ってから改札を通ってホームに降りるまでは，ずーっと人が列になって行進するような感じです。ホームに降りてからも，人をかき分けながら進みます。歩くスピードも，周囲に合わせないといけません。

清水 先生 うわー。

薬丸 先生 ホームにはあふれかえるほど人がいるのですが，到着する電車すべてが，すでに満員なんです。でも電車のドアが開くと，ホームに並んでいた人が乗り遅れてなるものかとドアに殺到します。

清水 先生 ひえー，そんなにですか！？　車両に乗り込むまでも一苦労ですね。

薬丸 先生 はい，2本くらい見送った後の電車にやっと乗れる感じです。しかも皆，殺気立っていて，普段は温厚な僕でもピリピリしちゃいますよ。

清水 先生 なんか想像しているだけで気分が悪くなってきたな。
で，乗ったらどんな感じですか？

薬丸 先生 それはもう，本当に身動きできないんですよね。そして気分が悪くなっている人をよく見かけます。この数日前は，若い女性が車内で倒れてしまって，担架で運ばれていましたよ。

清水 先生 うわー，それは本当に大変ですよね。

薬丸 先生 そうなんですよ，わかってくれますか？

清水 先生 はい，ここで話を戻しますが，最後に私が「本当に大変ですよね」と言いましたが，今度はどんな気持ちになられましたか？

薬丸 先生 さっきとは違いますね。自然に「そうなんです」という言葉が出たし，自分のつらさを聴いてもらった感じになりました。

清水 先生 何が違ったんだと思いますか？

薬丸 先生 何だろう……。

共感とは，決して達成できないが，近づこうと目指すもの

清水 先生 実は私は，薬丸先生の気持ちに「共感」しようとしていたんです。

薬丸 先生 共感しようとしていた？

| 清水 先生 | 共感とは，「その人の私的な世界を，あたかも自分自身の私的な世界であるかのように感じ取ること」だと定義されています[1]。
この定義に基づくと，薬丸先生が毎朝体験している通勤地獄を，薬丸先生の目から見えているイメージや，身体の感覚，感情の動きまでを，私が追体験することが共感です。
でも，私が薬丸先生とまったく同じように体験することは不可能に近いですよね。 |

| 薬丸 先生 | そうですね～，僕が利用している路線の通勤地獄は，体験していただかないとなかなかわからないだろうなぁ～。 |

| 清水 先生 | もし同じ電車に乗っていたとしても，薬丸先生と私だと感じ方も違うでしょう。なので，完全な「共感」を達成することはできないと考えられています。
しかし，「共感」を目指して，相手のイメージに少しでも近づこうとすることが，ケアを行ううえでは大切なんです。 |

| 薬丸 先生 | 「共感」は達成できないけど，目指すもの？ |

| 清水 先生 | はい。先ほど私は通勤地獄について知ろうと質問をし，薬丸先生から見えるそのときの状況を，私なりに想像しながら話を聴いていました。すると，少しずつ，自分がもしその時間にその駅に行って，薬丸先生と同じ電車に乗り込んだらどんな感じになるのか，私なりにイメージできるようになってくるわけです。
そうすると，「あぁ，薬丸先生はこういう具合に大変なのですね」といった，より具体的なイメージを踏まえた言葉をかけることができます。
私のイメージと薬丸先生の体験がどれだけ合致しているかは実際にはわかりませんが，薬丸先生が「あぁ，この人は自分のつらさをわかってくれているんだ」と感じることができれば，つらさが和らぐのです。 |

| 薬丸 先生 | なるほど～。イメージに近づこうとして質問することが，共感するためには大切なのですね。 |

---

point 2

共感とは

・「共感」とは，その人の私的な世界を，あたかも自分自身の私的な世界であるかのように感じ取ることで，その人の眼に見えているイメージや，身体の感覚，感情の動きまでを，追体験すること。

・完全な「共感」を達成することはできないが，「共感」を目指して，相手のイメージに少しでも近づこうと質問することが大切。

聴き手が素直でいられること

清水 先生　さらに，患者さんの悩みに関するイメージが具体的になると，素直に「大変ですね」と声をかけられるのです。
自然に出てきた言葉は，力強さがまったく異なります。

薬丸 先生　ふんふん。

清水 先生　ここで小林さんとのやりとりの話に戻りますが，薬丸先生は小林さんの「とにかく痛いんです。痛くてご飯も食べられない状況でした」という言葉に対して，「つらいですね」と言葉をかけましたね。

薬丸 先生　はい，そうです。

清水 先生　先ほど共感とは，「その人の私的な世界を，あたかも自分自身の私的な世界であるかのように感じ取ること」だと申し上げましたが，薬丸先生は小林さんのつらさをどのように想像されていましたか？

薬丸 先生　……なんだろう……。あまりよく想像できていなかったかも……。

清水 先生　ではもう一つの「0から10では表せきれないぐらい。13くらいです」と言われたときは？　小林さんのつらさをどう想像しました？

薬丸 先生　想像というよりも，点数が13ということにびっくりしました。

清水 先生　確かに13と答える人はあまりいないから，びっくりしますよね。
点数の話を続けると，例えばAさんとBさんという2人の患者さんがいて，2人とも7点だと答えたとします。AさんとBさんのつらさは7点だから同じでしょうか？

薬丸 先生　いや，それは違うでしょうね。100人の7点の患者さんがいれば，100通りの苦しみがあるように思います。

清水 先生　特に，小林さんは自分のつらさをわかってほしいという気持ちが，普通の方よりも強いのかもしれません。ですから「数字なんかで自分のつらさは表せない」と思い，あえて選択肢の枠を超えた13と答えたのかもしれません。
薬丸先生の前に，看護師さんから点数を尋ねられたことも「わかってもらえない」という体験だったでしょうから，それが積み重なり，薬丸先生のところで怒りが爆発しちゃったのかもしれません。
そういう意味では，薬丸先生はちょっと運が悪かったかも。

薬丸 先生 確かに運が悪かったのかもしれませんね。

しかし，具体的にはどうしたらよいのでしょうか？　次に小林さんに会うときは，どのように声をかけたらよいのでしょうか？

清水 先生 もし，「痛くてご飯も食べられない状況でした」という発言に，いろんな思いが込められていると感じたら，私なら点数を尋ねることはせずに，そのつらさを少し理解しようとするかもしれません。

具体的には，まず「痛くてご飯も食べられない状況だったんですね」と，小林さんの言葉を一度は繰り返すかな。言葉を繰り返すこと（反復）には，あなたの言葉と気持ちを受け止めようとしていますよ，という意味合いがあります。

— point 3 —

気持ちを受け止めようとする
患者さんの思いのこもった言葉を繰り返すこと（反復）で，患者さんの気持ちを受け止めようとしていることが伝わる。
ただし，共感という観点からは，反復から次のステップに移る必要がある。

質問することでもう一歩近づく

清水 先生 そのうえで，「痛くてご飯も食べられないというのは，どんな感じなのか，もう少し教えていただいていいですか？」と尋ねると思います。

薬丸 先生 小林さんの心配の内容を詳しく理解しようとするために，さらに質問するんですね。

清水 先生 小林さんにとって「ご飯も食べられない」というのは，「体勢を維持できない」という痛さを表現するための比喩なのかもしれません。しかし別の可能性として，「痛みがあると，ご飯が食べられないでしょ。そうすると，このままどんどん衰弱していくんじゃないかって，とっても不安になるんです」という話かもしれません。

つまり，①病気が再発して痛みが強い，②そしてご飯も食べられない，③そうするとこのまま衰弱して自分は死んでしまうのではないか，というような心配の悪循環が隠れているかもしれない。

薬丸 先生 なるほど〜。

清水 先生 もし小林さんの気持ちが後者だとすると，「痛みが大変ですね」という言葉だけでは，小林さんは「自分のつらさの一部しか伝わっていない」という不満が残ってしまうわけです。

そこで，先ほど私が通勤地獄について薬丸先生に訪ねた要領で，訴えの背景を十分に質問することが大切です。そして，「小林さんは今，痛みがつらいだけじゃなくて，これからのこともとても心配されているのですね」というような言葉を伝えると，「そうなんです」という返事が返ってくるかもしれません。

薬丸 先生 なるほど。そういうことですね。

でも，先生の説明を聞いていると，患者さんの反応によって臨機応変に対応しなければならないから，結構難しそうですね。

清水 先生 難しく感じられるかもしれませんが，基本はとてもシンプルです。

患者さんは今，どういうふうに感じているのかな？　何を悩んでいるのかな？　と考えながら，そのイメージに近づこうとすればよいわけです。

この心構えをこころに留めながら経験を積んでいくと，患者さんと向き合う際の引き出しも増えて，どんどんケアが上手になると思いますよ。

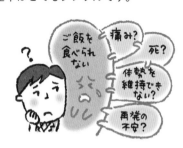

---

point 4

共感の基本

①患者さんは今，どのように感じているのかな？　何を悩んでいるのかな？　と考えながら，そのイメージに近づくための質問を繰り返す。

②イメージがわいたら，「○○さんが感じているのは，こういうことですか？」と伝えてみる。

薬丸 先生 ぜひ，そうなりたいです。しかし，共感には質問が大切とは，今までそんなことは知りませんでした。

清水 先生 "寄り添う"とか，"支持的傾聴"とかいうときに，患者さんの訴えを反復し，沈黙することが強調されて，受け身的なイメージをもたれることがあるのですが，これは誤解ですね。

真の支持的傾聴は質問を繰り返すこと（探索）が大切で，とても能動的（ア

クティブ）な作業なんです。

薬丸 先生 傾聴がアクティブとは，新鮮に聞こえます。そして，「共感」あるいは「傾聴」ということが，僕のなかで整理ができました。
少しでも患者さんの感じていることに近づけるよう，頑張ります。

清水 先生 それは良かったです。ただ，いくら頑張っても必ずしも患者さんのイメージに近づけるわけではないので，ある一定の割合でうまくいかなくて当たり前です。そんなときにも落ち込みすぎないでくださいね。

薬丸 先生 ありがとうございます。力まないようにしてやってみます。

> ― *point* 5 ―
> **真の支持的傾聴とは**
> 共感には質問が大切。真の支持的傾聴は質問を繰り返すこと（探索）が大切で，受け身ではなく，能動的（アクティブ）な作業である。

 その後の経過…

　薬丸先生は少し気が重かったが，麻薬の説明はきちんとしておきたいと思い，3日後に再度小林さんのベッドサイドに赴いた。小林さんは薬丸先生を拒絶することはなく，「麻薬が癖にならないか心配でしょうがない」と言った。
　今までならば「大丈夫ですよ」とすぐに答えるところだったが，清水先生に聞いたことを思い出し，小林さんの心配を理解しようと「癖になることを心配されているのですね。小林さんは麻薬にどんなイメージをもっていますか？」と尋ねてみた。すると小林さんは，同時期に乳がんの手術をした友人が手術後に間もなく再発し，痛みが強くて麻薬の服用量がどんどん増えていき，最後に会ったときには少しぼんやりした様子で麻薬中毒者のように見えたと話してくれた。薬丸先生が「お友達の様子を見て，麻薬についてとても心配されているんですね」と言うと，小林さんは「そうなんです」と答えて，少し涙ぐんだ。
　麻薬に対する懸念は簡単には解消されなかったが，その後小林さんは，薬丸先生の説明に耳を傾けようとするようになった。

—— *point* ——

患者さんから「私の気持ちがわかるの？」と言われたときに 思い出したいポイントまとめ

1
p.141 →
他人の気持ちはわからないもの
・患者さんの気持ちを想像しても，自分の考え方のフィルターを通して推測しているのでズレていることが多い。
・患者さんの気持ちを「理解しようとする」ことが大切であり，結果ではなくプロセスが大事である。

2
p.143 →
共感とは
・「共感」とは，その人の私的な世界を，あたかも自分自身の私的な世界であるかのように感じ取ることで，その人の眼に見えているイメージや，身体の感覚，感情の動きまでを，追体験すること。
・完全な「共感」を達成することはできないが，「共感」を目指して，相手のイメージに少しでも近づこうと質問することが大切。

3
p.145 →
気持ちを受け止めようとする
患者さんの思いのこもった言葉を繰り返すこと（反復）で，患者さんの気持ちを受け止めようとしていることが伝わる。
ただし，共感という観点からは，反復から次のステップに移る必要がある。

4
p.146 →
共感の基本
①患者さんは今，どのように感じているのかな？　何を悩んでいるのかな？　と考えながら，そのイメージに近づくための質問を繰り返す。
②イメージがわいたら，「○○さんが感じているのは，こういうことですか？」と伝えてみる。

5
p.147 →
真の支持的傾聴とは
共感には質問が大切。真の支持的傾聴は質問を繰り返すこと（探索）が大切で，受け身ではなく，能動的（アクティブ）な作業である。

【参考文献】
1) Dave Mearns：パーソンセンタード・カウンセリングの実際：ロジャーズのアプローチの新たな展開（諸富祥彦・監訳，解説）．コスモス・ライブラリー，2000

CASE
11

「もう死んでしまいたい」と
言われたら？
～希死念慮への対応法～

　がんなどの身体疾患に罹患した患者さんは，過度のストレスから，「死んでしまいたい（＝希死念慮）」と考えるようになることがあり，最悪の結果として自殺に至ってしまうこともあります[※]。ですから，希死念慮に関する訴えを聞いたとき，「本当に自殺をしてしまったらどうしよう」と心配になりますね。

　希死念慮を訴える患者さんのこころには，「死にたい」と「助けてほしい」という，相反する気持ちが同居しているといわれています。また，「死にたい」と訴えたとしても，それは本当に自殺を考えているわけではなく，「それくらい今の状況がつらい」ということを伝えたかったということもあります。どちらにしても私は，希死念慮に関する訴えを聞いたとき，患者さんがSOSを発信しているのだと理解します。そして，患者さんの訴えにきちんと向き合えば，苦しみを理解するためのきっかけになると考えています。

　CASE 11を通して，希死念慮への対応法について考えてみましょう。

※がん罹患後1年以内の自殺リスクは，一般人口の23.9倍というデータもあります[1]。

────── 登場人物 ──────

患者	上山真由 さん	54歳女性。専業主婦。62歳の夫，24歳の娘と3人暮らし。
主治医	呼吸器内科 藤岡真一 先生	卒後15年目で臨床経験が豊富。鉄道ファンで，無人島に本を1冊持っていくとしたら，時刻表だろうと考えている。

「こんなにつらいのであれば，もう死んでしまいたい…」 と言われてしまった…

> 上山さんは1年前に，進行性の非小細胞肺がんと診断された。複数の抗がん薬治療を行ってきたが，病勢は進行し，日常生活に不自由を来すようになり，娘が休職して日中も介護にあたるようになっていた。
>
> 今回，大腿骨の病的骨折を指摘され，症状コントロール目的の入院で放射線照射を開始した。がん性リンパ管症による呼吸困難もあり，酸素の投与も開始された。現状では化学療法などを用いた積極的な治療は困難と判断され，主治医の藤岡先生からはその旨の病状説明を受けたばかりであった。
>
> 今までは，あまり弱音を吐くこともなかった上山さんだが，最近は表情が硬く，悲観的な言動が多くなり，医療チームのカンファレンスでも上山さんの精神的苦痛について話題になっていた。薬丸先生は初回の化学療法の頃から上山さんに関わっていたが，今回も担当することとなった。
>
> 「上山さんの苦痛を緩和するために，何かできることがないかなぁ」などと考えながら，上山さんのベッドサイドへ向かった。

上山さんと薬丸先生の実際のやりとり

＜病棟にて＞

薬丸 先生
上山さん，おはようございます。薬丸です。
今回も担当させていただきますね。
今日はご気分いかがですか？

上山 さん
あぁ，薬丸先生…。お陰さまで痛みはいくらか落ち着いてきましたが，まだつらいです…。
ここしばらく，あまり眠れていません。
昨晩も，夜中に目が覚めてから息苦しさもあって，寝付けませんでした（表情も暗い）。

> 息苦しさもあって，あまり眠れていないようだし，確かにつらそうだな…

薬丸 先生
そうでしたか…。

上山 さん
今まで治療を頑張ってきたけど，先日，藤岡先生から「これ以上の治療は難しい」という説明を伺いました。
ある程度，予感はしていたけど，いざ現実を突き付けられると，これからどうしてよいか…。

薬丸 先生 戸惑っておられるのですね。

上山 さん 自分でできることがどんどん減っています。トイレにも一人では行けないので，家にいれば娘にもいろいろと負担をかけてしまいますし…。
娘も頑張ってくれていますが，この先もっと迷惑をかけるだろうと思うと…。

思ったより問題は深刻そうだな…

薬丸 先生 娘さんのことも，心配されているのですね。

上山 さん えぇ…，娘に申し訳なくて。正直もう死んでしまいたい気持ちです…。
もう頑張るのにも疲れました。
こんなにつらいのなら，すぐにでもラクに死ねる薬を使ってほしい。

むむぅっ…

薬丸 先生 ……。

上山 さん 薬丸先生，早くラクにしていただく方法はないのでしょうか。

どう答えたらよいんだろう…

薬丸 先生 ……。何とお答えしてよいのか…。
藤岡先生とも相談して，できる限りのことをさせていただきます…。

上山 さん ……えぇ。よろしくお願いいたします…。

薬丸 先生 では，また伺いますね。

　「もう死んでしまいたい」，「すぐにでもラクにしてほしい」という上山さんの訴えに対して，薬丸先生は何と答えてよいかわからなかった。
　薬丸先生は，「上山さんの苦しみを少しでも緩和しなければ」という思いとともに，「でもその前に，上山さんが思い詰めて自殺してしまったらどうしよう？」などという不安も頭をめぐった。「僕は，どうしたらよいのだろう…」と悩んでいると，ちょうど清水先生とすれ違った。

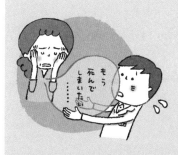

解説
「死んでしまいたい」と言われると
どうしてよいかわからなくなる

薬丸 先生 あぁ清水先生，ちょっと教えていただきたいことがあるんですが，少しお時間いただけないでしょうか？

清水 先生 午後の外来まで少し時間があるから，いいですよ。

薬丸 先生 よかった。実は先ほど病状が進行している患者さんの病室を訪ねたんです。
その患者さんは以前にも，化学療法で担当したことのある方で，「もう死んでしまいたいから，早くラクにしてほしい」とおっしゃったんです。
僕は何と答えてよいかわからず，正直逃げるように帰ってきてしまいました。

清水 先生 なるほど，「もう死んでしまいたい」か…。そう言われると焦りますよね。
もう少し詳しく教えていただけますか。

薬丸 先生 （上山さんの病状や，病室でのやりとりについて説明する。）

清水 先生 重い雰囲気のなかで，薬丸先生も緊張したでしょうね。お疲れ様です。

薬丸 先生 ありがとうございます。

清水 先生 考えを整理するために一つ質問しますが，上山さんに「死んでしまいたい」と言われて，薬丸先生が困ったのはどうしてですか？

薬丸 先生 え，どうしてか……？？　どうしてなんでしょう……？？
一つは，「死にたい」と言われても，その希望をかなえるわけにはいかないから，どうしてよいかわからなくなりました。

清水 先生 そうですよね。安楽死の是非についてはさまざまな議論がありますが，少なくとも今の日本の臨床現場では死ぬための手助けはできないですね。

薬丸 先生 あと，上山さんが自殺しちゃうんじゃないかと心配になりました。

清水 先生 なるほど。すると薬丸先生のジレンマは，①死にたいと訴える上山さんをどうしたらサポートできるのかわからないこと，②上山さんが自殺してしまうことに対する懸念の2点に整理されますね。

薬丸 先生 はい，そういうことだと思います。

清水 先生　「死んでしまいたい」という訴えは，専門用語では希死念慮といいます。
私も以前は希死念慮の訴えに対してどうしてよいかわからない時期がありましたが，対応方法を自分のなかで整理してからは，方向性については迷わないようになりました。

薬丸 先生　そうなんですか。ぜひ僕にも教えてください！

清水 先生　まず，薬丸先生がやるべきことをざっくりとあげると，第一に苦痛軽減のためのアプローチ，第二に安全の確保です。

---

point 1

希死念慮への対応
「死んでしまいたい」と訴える患者さんに対して行うべきことは，大きく2つある。
①苦痛軽減のためのアプローチ
②安全の確保

希死念慮への対応（1）
～苦痛軽減のためのアプローチ～

清水 先生　まず，苦痛軽減のためのアプローチについて説明しましょう。
がん患者における自殺の危険因子を表1に示しますが，さまざまな要因があります[2]。死にたいとおっしゃる患者さんが10人いたとしたら，理由はみな異なるのです。耐えがたい痛みがあるから，家族に迷惑をかけているから，体が動かなくなって何もできないことが耐えられないから――など。
そして，これらの理由が重なり合っているのです。

薬丸 先生　確かにそう思います。

表1　がん患者における自殺の危険因子

- **がんに関連**：進行がん，予後不良
- **身体症状**：痛み，衰弱・全身倦怠感
- **精神症状**：うつ病，絶望感，せん妄
- **そ の 他**：自殺企図の既往・家族歴
　　　　　　　　がん罹患以前から存在する精神医学的問題

| 清水 先生 | 上山さんの場合はどうでしょうか？ |

| 薬丸 先生 | そうですね…。上山さんの場合，痛みは落ち着いてきたようですが，息苦しさがあってつらそうでしたし，不眠もありますね。
そして，ご自宅では娘さんが介護をされているそうで，この先，さらに娘さんの負担が増えることを思い悩んでいるようでした。 |

| 清水 先生 | それに，上山さんは言葉にされていないようですが，積極的抗がん治療が中止になり，病状の進行が避けられないことへの恐怖もあるでしょうね。 |

| 薬丸 先生 | そう考えるとなかなか深刻ですね。
死にたいと思われるのも，無理ないような気がしてしまいます。 |

| 清水 先生 | こうやって振り返ってみると，上山さんは自分の苦しみを薬丸先生にいろいろと伝えていること，そして先生がそれをきちんとキャッチしていることがわかります。
「死にたい」と訴える人の多くは，自分の苦しみをわかってもらいたいという気持ちがあるといわれています。上山さんは，今までの関わりのなかで，薬丸先生を信頼していたからこそ，ご自身の気持ちを話されたのではないでしょうか。 |

| 薬丸 先生 | そうなのかもしれませんね。 |

---

point 2

希死念慮は SOS のサイン
患者さんが希死念慮を訴えた場合，「自分の苦しみをわかってほしい」という SOS のサインを発している可能性がある。

| 清水 先生 | このような場合，以前お伝えしたように患者さんの悩みに「共感」しようとすることが大切です（CASE 10，p.137）。
つまり，「その患者さんが死にたいと思うのはどうしてなのか？」ということを理解するためにいくつか質問して，ストーリーがつながってきたと思えたら，「○○さんが苦しんでいるのはこういう事情があってのことなのですね」と自分の理解を伝えることが基本となります。 |

| 薬丸 先生 | そうかぁ。上山さんにはまず，「治療が難しいと言われて，これからのこと，特に娘さんに迷惑がかかってしまうことを心配されているのですね」と，僕が理解した内容をお伝えできればよかったんだなぁ。 |

清水 先生 もし「薬丸先生は自分の悩みをわかってくれた」と感じれば，上山さんの苦しみが少し和らぎますね。

さらに，「上山さんが死にたいと思う原因となっていることについて，なんとかできないか考えたいと思っています」と伝え，希死念慮の原因に対するアプローチを考えます。

薬丸 先生 ふむふむ。

清水 先生 薬剤師の担当領域を越える部分もありますが，上山さんが悩んでいる内容のなかで対応できそうなのは，①ご家族の負担も考慮した療養方法の選定，②呼吸困難や不眠の緩和，の2つでしょうかね。

①の療養方法については，在宅よりも病院での療養を選べばご家族の負担を減らすことができるでしょうし，ご家族も含めて話し合っていくことで，本人やご家族の納得にもつながるように思います。

主に医療ソーシャルワーカー（MSW）が担当するテーマだと思いますが，「これからの療養について，病院として何かお手伝いできることがあるかもしれませんので，医療チームで考えてみます」とお伝えすることはできるでしょう。

薬丸 先生 なるほど。

清水 先生 そして，②の呼吸困難や不眠の緩和については，「息苦しさや不眠も，上山さんを苦しめる大きな原因になっているようですから，そうした苦しみをとる方法について考えますね」とお伝えすることもできますよね。

薬丸 先生 呼吸困難や不眠のつらさに共感して，その解消方法について考えることは，僕にもできそうです。

---

point 3

背景を理解し，可能なアプローチを探す

患者さんが希死念慮を訴えた場合，①なぜ死にたいくらい苦しんでいるのかという理由を理解し，②苦しみの原因にアプローチできないかを医療チーム全体で考える。

希死念慮への対応（2）
～安全の確保～

[清水 先生]　もう一つ，考えなければならないのは，自殺のリスクと安全の確保です。同じ「死にたい」という訴えでも，自殺のリスクはさまざまです。

例えば，耐えがたいつらさを「死にたい」と表現しているけれど絶対に生きたいと思っている人から，漠然と自殺してしまいたいと思っている人，自殺したいと思っていて具体的な自殺の方法が頭に浮かんでいる人まで…本当にさまざまです。

後者のほうが，リスクが高いわけですが，「自殺」の危険性がどのくらいあるのかについては，表2に示すような側面を評価することが役に立つといわれています[2), 3)]。

表2　自殺念慮の評価

①**自殺念慮の有無**
　自殺という能動的な行為で人生を終わらせようとしているか。
　「死んでしまいたいくらい，つらいことはありますか？」
　「自殺をしようと思うことはありますか？」

②**具体的計画性**
　時期・手段・場所など，自殺計画がどれほど具体的であるか，またそれを予告し，死後の準備などをしているか。
　「こうやったら死ねるな，と具体的に考えることはありますか？」

③**出現時期・持続性**
　衝動的に出現し高まる，あるいは変動しコントロールが不能か，慢性的に持続して消退しないか。
　「現在も死にたいという気持ちは続いていますか？」

④**強度**
　自殺念慮が強まっていないか，自制困難になっていないか。
　「実際に実行に移してしまいそうですか？」

⑤**客観的確認**
　周囲から見ても自殺の危険があると考えるか。
　言明しない場合や否定することもあるので注意が必要。

〔日本精神科救急学会・監：精神科救急医療ガイドライン2022年版，pp187-189，2022，および内富庸介，他・編：精神腫瘍学，医学書院，p113，2011を参考に作成〕

薬丸 先生 でも，尋ねにくいことばかりだなぁ。

清水 先生 コツはあります。

苦痛軽減のためのアプローチを提案した後に，「上山さんが穏やかに過ごせるようにお手伝いしたいと思っていますが，その前に，思い詰めて自分を傷つけてしまわないか，心配です」というようなことをお伝えします。

そのうえで，自殺念慮の有無：「自殺をしようと思うことはありますか？」，具体的計画性：「こうやったら死ねるな，と具体的に考えることはありますか？」，強度：「実際に，実行に移してしまいそうですか？」といったことを尋ねます。

薬丸 先生 「あなたのことを心配しているから教えてほしいんです」というニュアンスで尋ねるのですね。

清水 先生 そうです。ただ，その場で尋ねられそうもない場合は，無理しなくてもよいでしょう。

うつ病が隠れていることもありますし，医療チーム全体で相談して，精神科医や心理職などの精神保健の専門家に依頼すべきケースかもしれません。

---

point 4

希死念慮の内容を評価する
自殺のリスクが高いものから，ほとんどないものまでさまざまなので，希死念慮の内容を評価することが必要。

清水 先生 そして，希死念慮を評価した後の安全の確保ですが，これも医療チームで協議して考えることになります。

割合としてはそんなに多くありませんが，もし表2に示した①〜⑤のすべてが存在して自殺企図の危険があるという場合は，ご家族に付き添ってもらうなどの対応を考慮します。また，身の回りに刃物などの危険物がある場合は，これらを除去することが必要でしょう。ときどき精神科への入院が選択肢としてあがることもありますが，それはごくごくまれなケースです。

希死念慮を訴えるケースの多くは，安全確保のための特段のアプローチは行わず，「気にかけて見守る」程度の対応となります。

自殺は完全には予防できない

薬丸 先生 でも，われわれが目を離している間に，もし自殺に至ってしまったらどうするんですか？

清水 先生 そういう心配はありますよね。
しかし，「死にたい」と訴えた人すべてを監視するような環境に置く，あるいは精神科に入院させるといった対応をすることは現実的でしょうか？

薬丸 先生 それは…。

清水 先生 そうすることで自殺の確率は若干下がるかもしれませんが，「苦痛を緩和して，患者さんらしい時間を過ごす」という本来の目的とは逆行してしまいますよね。「何が何でも自殺を防止する」ということにとらわれるのは，現実的ではありません。
自殺に至ってしまう可能性も承知しながら，対応していかなければならないのだと思います。

薬丸 先生 なかなか重いことですね…。

清水 先生 本当にそう思います。もし患者さんを監視するようにしても，「自殺を完全に防止する」という目標は達成できないんです。
患者さんの自殺は最も避けたいことの一つです。しかし，ドライに聞こえるかもしれませんが，長年医療現場にいれば一定の割合で自殺は起きてしまいます。
実際に自殺が起きてしまった経験を多くもつ立場としては，残された人のケアも大切だと思いますし，医療者のこころのケアの大切さも身に染みて感じています。

---

point 5

自殺を防止できないこともある
どんなに努力をしても，ある一定の割合で自殺は起きてしまう。
そのときに関わりのあった医療者は，自分たちを責めてしまうことがあるが，働き続けるためには自分たちのケアも大切である。

多職種による連携のポイント

薬丸 先生 医療チームでの対応は，どのようなものになるでしょうか？

清水 先生 今まで述べてきた，薬剤師として行える患者さん本人への対応は，①共感的にその苦しみを理解し，②それに対する介入を医療チーム全体で考えると伝えること，③可能であれば死にたいという気持ちの程度を評価することの3点でしたね。

薬丸 先生 はい。

清水 先生 そのうえで，患者さんから得た情報について医療チームと共有を行います。「死にたい」という気持ちが強い場合は，早急に主治医や看護師に伝えるようにしましょう。実際の依頼は主治医が行うことが多いですが，精神科医や心理職などの精神保健の専門家へのコンサルトも，ほぼ必須だと思います。医療チームと共有した後は，今回お話ししたような内容をチーム全体で経過を見守りながら考えていくことになるでしょう。
話し合いが円滑に進むように，薬丸先生も役割を果たせるとよいですね。

薬丸 先生 わかりました。ありがとうございます。

➡ その後の経過…

薬丸先生は清水先生からアドバイスを受けた後，さっそく上山さんとのやりとりを主治医の藤岡先生はじめ，医療チームで共有した。藤岡先生からご本人へ，退院は急いでいないこと，療養環境としては在宅に限らず，安心して過ごせる環境を準備していくことを伝えたことで，上山さんはだいぶ安心されたようだった。

呼吸困難感と不眠に対する薬物調整も奏効し，「もう死にたいとは思わない。今は穏やかに過ごせているので，みなさんに感謝しています」と笑顔を見せた。

うつ病の可能性を考えて，清水先生も直接介入することを考慮していたが，その必要はなさそうだった。

— point —

患者さんから「もう死んでしまいたい」と言われたときに 思い出したいポイントまとめ

1
p.153 →
希死念慮への対応
「死んでしまいたい」と訴える患者さんに対して行うべきことは，大きく2つある。
①苦痛軽減のためのアプローチ
②安全の確保

2
p.154 →
希死念慮は SOS のサイン
患者さんが希死念慮を訴えた場合，「自分の苦しみをわかってほしい」という SOS のサインを発している可能性がある。

3
p.155 →
背景を理解し，可能なアプローチを探す
患者さんが希死念慮を訴えた場合，
①なぜ死にたいくらい苦しんでいるのかという理由を理解し，
②苦しみの原因にアプローチできないかを医療チーム全体で考える。

4
p.157 →
希死念慮の内容を評価する
自殺のリスクが高いものから，ほとんどないものまでさまざまなので，希死念慮の内容を評価することが必要。

5
p.158 →
自殺は防止できないこともある
どんなに努力をしても，ある一定の割合で自殺は起きてしまう。
そのときに関わりのあった医療者は，自分たちを責めてしまうことがあるが，働き続けるためには自分たちのケアも大切である。

【参考文献】
1) Yamauchi T, et al；JPHC Study Group：Death by suicide and other externally caused injuries following a cancer diagnosis：the Japan Public Health Center-based Prospective Study. Psychooncology, 23：1034-1041, 2014
2) 日本精神科救急学会・監：精神科救急医療ガイドライン 2022 年版，pp187-189，2022
3) 明智龍男：A がんによって生じた問題— III 希死念慮，自殺企図，自殺. 精神腫瘍学（内富庸介，他・編），医学書院，pp108-116，2011

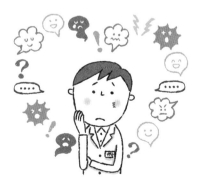

PART 5

発達障害や AYA 世代の
患者さんへの対応

CASE

12

なんだか話がかみ合わないのは なぜ？

～発達障害傾向のある患者さんの 特性を知ろう～

　患者さんとのコミュニケーションに苦労する場面はいろいろとありますが，発達障害もその一つです。発達障害はいくつかに分類され，主なものに自閉症スペクトラム障害（ASD：相手の気持ちを想像することができず，コミュニケーションが苦手でこだわりが強い）と，注意欠陥多動性障害（ADHD：落ち着きがなく，思いついたことをすぐ行動に移す傾向があり，ミスが多い）の2つがあります。また，ASDとADHDが合併することも少なくありません。発達障害については，傾向があるというレベルまで含めると，かなり多くの方にそのような要素は認められます。

　今回は，コミュニケーションに悩むことが多い，ASD傾向をもつ患者さんとの関わりについて取り上げます。ASD傾向がある人の率直な物言いが生じる背景を理解すれば，対応は格段にスムーズになります。

―――――――――― 登場人物 ――――――――――

 患者 　澤武智明 さん 　　50歳男性。両親と同居。国立大学理学部卒業後，企業において研究職を務める。膀胱がんStage Ⅳと診断され，化学療法導入目的にて入院。

 主治医 　腫瘍内科 　　　　本橋浩一郎 先生 　　卒後15年目で臨床経験が豊富。患者さんに感情移入するタイプなので，ストレスをためがち。疲れると山に登ってストレスを発散する。

グサッとくる言葉を発するけれど，怒っているわけではない？ なんとなく話がかみ合わない…

澤武智明さんは，最近膀胱がん Stage IV と診断され，化学療法を受けることとなった。根治ができないことが伝えられたが，澤武さんはあまり表情を変えずに淡々としているように見えた。主治医の本橋先生は，「澤武さん，ショックを受けていませんか？ お仕事のことなど心配なことがあったら何でも言ってください」と声をかけた。これに対して澤武さんは，「心配なことはありますが，治療を受ける以外に仕事のこととか，先生に言っても意味がないですよね。これから受ける治療のことを教えてください」とのことだった。本橋先生は，「治療以外のことを先生に相談しても意味がない」と言われて自分を否定されたと感じ，表情には出さなかったが，内心いら立つ気持ちがあった。

澤武さんは入院して化学療法を受けることとなった。入院した日，薬丸先生は治療の説明のためにベッドサイドに赴いた。

> **澤武さんと薬丸先生の実際のやりとり**

＜病棟にて＞

薬丸 先生　澤武さん，初めまして。薬剤師の薬丸です。
明日から始まる治療の説明に伺いました。

澤武 さん　昨日，主治医の本橋先生から一通り説明を受けました。それに加えて薬剤師から治療の説明を聞いて，何か役に立つのでしょうか？
（澤武さんはあまり表情を変えず，薬丸先生とは視線を合わせない。）

> いきなり厳しいこと言うなぁ…

薬丸 先生　……詳しくお伝えすることができます。

澤武 さん　詳しくって，昨日も詳しかったですが。

> なんだか機嫌悪いのかな…

薬丸 先生　主に副作用に関して，具体的にどのようなものがあるのか，もし副作用が生じたときにどのような対応ができるのかをお伝えします。

澤武 さん　そうですか。それならぜひお願いします。ところで明日の治療は何時からですか？ 10時ですか？ 11時ですか？ 何時までやりますか？

薬丸 先生 えーっと…おそらく，午前中には始まると思いますが，何時と正確にお伝えすることは難しいです。準備ができ次第となりますね。

機嫌が悪いわけではないみたい？
きっちりしていて細かい人なのかな？

澤武 さん それでは困ります。化学療法開始に向けて準備をしたいのです。私のスケジュールがあるんです。（すぐに他人を受け入れる雰囲気はないなか，パンフレットを用いて指導開始するも，説明を聞きたい雰囲気はない。）

薬丸 先生 わかりました。確認でき次第，お伝えするように，看護師さんに伝言しておきます。

話を聞いてもらえている感覚があまりないなぁ…

澤武 さん ぜひお願いします。

薬丸 先生 今のところ何か気になることはありますか？

澤武 さん 気になることばかりです。肝障害って，肝臓病になってしまうということですか？　肝臓は大切だと思うので怖いです。腎障害というのは透析することになるのですか？
あとは，ちゃんと効果が出てくれるかどうか…。もしも効果が出なかったらどうしよう…。私は父の介護をしないといけない。やっぱり父にはやってあげないと…とにかく病気を治すんです。

不安になっていることは，自分からどんどんお話ししてくれるなぁ…

その後も，澤武さんは自分のペースで，副作用や今後の病状に関する不安について切々とお話された。薬丸先生は，澤武さんの疑問に答え，伝えるべきことを伝えた。そしてまた伺いますと言って退室した。

翌日の化学療法実施後…

澤武さんが薬のことで相談したいと，薬丸先生は病棟看護師から連絡を受けた。外来化学療法室にて他の患者さんに対応しており，澤武さんへの対応はすぐには困難な状況であったため，少しお待ちいただくようお伝えした。

澤武さんは，「ちょっと待って，ってどのくらいですか？　5分ですか，15分ですか？」と病棟の看護師に尋ねてきたそうなので，薬丸先生は「15分ぐらいとお伝えください」と伝言をお願いした。

　しかし，薬丸先生の対応は思いのほか時間がかかった。15分後に看護師から連絡があり，「澤武さんが，『15分経ったのに，まだ薬丸先生が来ない』」と，かなりいら立った様子だと伝えられた。「もう少し待つようにお伝えください」と返事をして，さらに15分ほど経って，病棟の看護師から再度連絡があった。

　看護師も今回はかなり焦っているようで，「澤武さん，本当に落ち着かない様子で，病棟をグルグル歩いているんです。そしてナースステーションに差しかかるたびに，『薬丸先生まだですか？』と言うんです。『15分って言ったのに，どうしてなんだ。おかしいじゃないですか』って。このままだと澤武さんの精神状態がまずいかもしれません。急いで来てください」とのことだった。

　薬丸先生は外来化学療法室での業務を急いで終え病棟に戻ると，澤武さんがナースステーションの前に立っていた。15分以上待たせたことに，さぞ立腹しているだろうと心配したが，そのことはあまり気にしていないようで，薬丸先生を見るなり矢継ぎ早に質問を浴びせた。

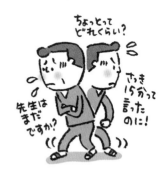

＜ナースステーション前にて＞

澤武 さん　昨日から，なんとなく胃がむかつく感じがして。これは，胃潰瘍とか，何かできているのではないでしょうか？　検査したほうがいいですか？　でも胃カメラは嫌な思い出があるので怖いです。とはいえ，お腹のことが気になります。私の身体は大丈夫でしょうか？　吐き気止めも何種類か使いましたけど，効果ないですね。薬は副作用が怖いから，新しいのは嫌だし，検査も怖いです。抗がん薬の効果もどうなのでしょうか？

> 嘔気の副作用が現れているのだな。
> だけど，ずいぶん心配しているなぁ…

薬丸 先生　えーっと，化学療法を実施した翌日は，最も嘔気が強くなるタイミングなのです。特に新しい検査も必要ないでしょう。
明日になれば収まっている可能性が高いので，このまま待てば大丈夫です。

澤武 さん　あっ，そうなのですね。明日まで待てば大丈夫。わかりました。

> 意外にも，あっさり理解してくれた？

薬丸先生の答えに納得したのか，それ以上の質問はなく，澤武さんは自分の部屋に戻っていった。

薬丸先生は病棟のナースステーションで，電子カルテにやりとりを記録した。「澤武さんってなんか調子狂うんだよな。待たされて怒っているのかと思って心配して戻ったら，全然あっさりしていたし。訴えも多いのだけど，何かのきっかけでケロッと安心したりして。どう接したらよいか，よくわからないな…」などと独り言をつぶやいていたら，隣に座っていた清水先生が声をかけてきた。

▼
解説
傷つく言葉を発するので怒っていると思ったら，そうでもない？

清水 先生　「調子が狂う」なんてつぶやいて，どうしたの？

薬丸 先生　あぁ先生，本当にいいタイミングで現れますね。まるで僕のことを心配してずっと見ていてくれているみたい。
ちょっと患者さんのことで教えてほしいことがあるんです。

清水 先生　私は薬丸先生のことをずっと見ているほど暇じゃないですが，いいですよ。

薬丸 先生　（澤武さんとの一連のやりとりについて話す。）

清水 先生　なるほど。それは調子が狂いますね。
薬丸先生と澤武さんが初めて顔を合わせたときの話に戻りますが，「医師から説明があったのに，薬剤師から治療の説明を聞いて何か役に立つのか？」と尋ねられたのですね。
これに対して薬丸先生はどう感じましたか？

薬丸 先生　いやー，傷つきましたよ。
薬剤師は必要ないと言われているような気がして。

清水 先生　そうですよね。私が澤武さんの立場だったら，初対面の相手を傷つけてしまうのではないかということを恐れて，そういう聞き方はしません。そして，別の表現をします。
例えば，「昨日，医師から説明を聴きましたが，薬剤師は薬の専門家ですから，別の観点からご説明いただけるのでしょうか？」という具合に。こういう表現で尋ねられたほうが，薬丸先生も穏やかな気持ちでいられますよね。

| 薬丸 先生 | 確かにそうですね。
でも清水先生，そうやっていつも人をもち上げているんですね。 |

薬丸 先生 確かにそうですね。
でも清水先生，そうやっていつも人をもち上げているんですね。

清水 先生 失礼だな〜。薬丸先生も，もう少し相手の気持ちを考えて言葉を選んでください（笑）。

薬丸 先生 すみません（笑）。

清水 先生 相手を傷つけるような表現をする事情はいくつかあります。
一つは，相手に腹を立てていて，怒りの感情をもっているときです。また，相手より自分の立場が上だということを知らしめるために，最近は"マウントをとる"といわれるようですが，あえてそういう表現をする人もいるでしょう。澤武さんはそんな感じですか？

薬丸 先生 いや，そんな感じはなかったなぁ。
僕とは初対面だったから，腹を立てているということはないだろうし，人を見下すという感じはしなかったです。朴訥な感じの方でした。

他人の気持ちを想像したり，柔軟な対応が苦手な人とは？

清水 先生 そうすると，澤武さんは発達障害，なかでも自閉症スペクトラム障害の傾向をもつ人なのではないかなと想像します。

薬丸 先生 発達障害？　自閉症スペクトラム障害？　最近ときどき耳にしますね。

清水 先生 はい，そうです。
自閉症スペクトラム障害（autism spectrum disorder）は，英語の頭文字をとって ASD と言ったりします。
具体的には，①他人の気持ちを想像することができずコミュニケーションが苦手，②柔軟な対応が苦手で自分の関心・やり方・ペースの維持を最優先させたい，という特徴があります。音とか，においとか，皮膚感覚などに対する感覚過敏を有していることもあります。

薬丸 先生 発達障害，そのなかでも ASD。
コミュニケーションが苦手というのは，どういうことでしょうか？

清水 先生 人は会話をするときに，自分から他人を見る視点に加えて，「相手の人は自分に対してどう感じているのだろう？」という具合に，相手の気持ちを想像しながらコミュニケーションをとります。

しかし，ASDの人は，相手が自分をどう見ているのだろうかということを想像する視点がないので，言葉が直截的になり，相手は一瞬「ギョッとする」ことが起きるのです。でも本人には，相手を傷つけようとか，そういう意図はまったくないのですよ。

薬丸 先生　なるほど〜。悪気はないのか〜。

清水 先生　そうなんです。悪気はないのですが，相手の気持ちがわからないから，場の空気が読めずに浮いてしまうことも多い。これは②の柔軟な対応が苦手というところにも関係しますが，抽象的な概念が理解できず，隠喩とか，言葉の裏に潜んだ皮肉とかもわからないのです。
例えば，贈り物をするときに「つまらないものですが」という言葉を添えてASDの人に渡したとすると，「つまらないものなら要りません」という返事が返ってくるかもしれないのです。そうすると，贈り物を持ってきた人は腹を立ててしまいますよね。

薬丸 先生　なるほど〜。ある意味，大変なのですね。

― *point* 1 ―

ASD の特徴とその特性をもつ人との関わり方
・2 つの主な特徴
　①他人の気持ちを想像することができず，コミュニケーションが苦手。
　②柔軟な対応が苦手で，自分の関心・やり方・ペースの維持を最優先させる。
・ASD の特性をもつ人の発言には，相手を傷つける意図はない。

日本語らしい表現にも，わかりにくさがある

清水 先生　日本語は婉曲な表現が多いので，ASDの特性をもつ人は大変だと思います。なので，ASDの特性をもつ人に対する関わりでは，明確に，具体的に伝えることが大切です。それこそ，アルゴリズムや，コンピューターのプログラミングをするような感じのコミュニケーションだと伝わりやすいです。
例えば，「高熱が出たら解熱剤を飲んでください」ではなく，「38.5℃以上の発熱の場合は，ロキソプロフェンを1錠内服してください」という具合に。

薬丸 先生　だから澤武さんにちょっと待ってくださいと伝えたときに，「"ちょっと"って5分ですか？　15分ですか？」と確認されたのですね？

清水 先生 そうでしょうね。多くの人にとって「ちょっと」というのは都合のよい言葉で，文脈を加味して考えるのですが，澤武さんの場合は文脈がわからないので「ちょっと」の意味をはかりかねて，とても困ってしまうのです。
また，15分後に来ると言われたのに，相手が来ないというときには，さらに混乱してしまうかもしれません。「相手にもいろいろと事情があるのだろう」ということを想像して，待つことは難しいのです。

薬丸 先生 なるほど〜。澤武さんに待っていただくときは，なんとなく「15分ぐらい待ってください」ではなくて，自分が必ず訪室できる時間を見積もって，例えば「1時間以内に参ります」と伝えてもらったほうがよかったのですね。

---
point 2

コミュニケーションの工夫①
ASD の特性をもつ人には，なるべく具体的な表現を使用する。

ASD の特性によって生じる不安もある

清水 先生 そして，そもそもなぜ澤武さんが混乱しているかというと，②の「柔軟な対応が苦手で自分の関心・やり方・ペースの維持を最優先させたい」という特性があるからです。入院して，今まで体験したことがない化学療法を受けるということは，澤武さんにとって，天と地がひっくり返るぐらい大変なことが起きているという感覚かもしれません。

薬丸 先生 それでとても不安になられているのですね。化学療法の翌日に嘔気が出たとき，とても混乱されていました。これはどうしてでしょうか。
前日の説明のときにお伝えしていたはずなのですが，胃潰瘍になってしまったのではないかと混乱されていました。

清水 先生 ASDの特性をもつ人の場合，物事の大枠，全体像をつかむのが苦手なことがあります。多くの人は，「抗がん薬治療を受けた後，しばらくはさまざまな副作用が現れることがあり，その代表的なものは嘔気で，48時間以内ぐらいが大変なんだな」といったイメージをもてるのですが，ASDの特性をもつ人はそれができないんです。そのため全体像を説明するよりも，今日やらなければならないことなどに絞り，説明は目の前のことに焦点を当てたほうが有効かもしれません。
全体像を把握できていないために，嘔気が生じたときに，化学療法の全体像をイメージして，今の吐き気はその副作用だな，という想像が働きません。

一方で，嘔気という症状の原因として，胃潰瘍，食中毒，薬の副作用，髄膜炎，車酔いなど，あげればきりがないですが，それらの可能性をすべて想像してしまい，澤武さんは不安になったのでしょう。

薬丸 先生　なるほど～。

清水 先生　それに対して，薬丸先生が「この吐き気は化学療法による副作用で，明日には落ち着くだろう」という具体的なイメージと見通しを改めて提示したので，澤武さんは安心できたのです。
事前の説明は，澤武さんにはあまり伝わっていなかったかもしれませんが，今起きていることに焦点を当てたので，澤武さんも理解できたのだと思います。
また，言葉での説明では理解しにくいのですが，図などを用いて視覚化すると，比較的全体的なイメージを把握できるような特性をもつ人もいますので，説明の仕方を工夫してみるのも一つです。

薬丸 先生　へぇー，そんな方法もあるのですね。

---

point 3

コミュニケーションの工夫②
ASD の特性をもつ人は全体像の把握が苦手。今起きていることに焦点を当てたほうがよい。

多職種による連携のポイント

清水 先生　澤武さんの混乱は，しばらく続くかもしれません。しかし，おそらく何度か化学療法を繰り返すなかで，少しずつ慣れていき，気がつくとそれほど目立たなくなるのではないかという期待もあります。
ASDの特性をもつ人は時間がかかりますが，新しい状況にも少しずつ慣れ，自分のなかのルーティンとして取り込めるようになると，落ち着くのです。
そのために，できれば病棟を変えないようにしたりして，同じ環境を準備できるとよいでしょうね。

薬丸 先生　ふむふむ。化学療法を受ける新たな環境がご本人のルーティンになるようにサポートするわけですね。よく理解できました。
ASDの患者さんの対応において，チーム医療で大切な視点は何でしょうか。

清水 先生 | 今お話ししたことを関係者全員で共有することでしょうね。そうすることで，澤武さんがなぜそのような発言をするのか，なぜ混乱しているのかということが理解できて，医療チームも少しは安心できるのではないかと思います。

そのうえで，①抽象的な表現ではなく具体的な説明を心がける，②先々の見通しが立たないので目の前のことに焦点を当てる，③可能な範囲で対応を一定にして徐々に本人が新たな環境に慣れるのを待つ，という対応方針を共有することだと思います。

薬丸 先生 | なるほど。澤武さんが今回とても落ち着かなくなったことに対して，看護スタッフもかなり心配しているので，先生にも入ってもらってカンファレンスをしようということになるかもしれませんね。

清水 先生 | わかりました。そういう機会があれば，喜んで参加させていただきます。

— point 4 —

ASDの特性をもつ患者への対応　－チーム医療のアクション－
関係する医療スタッフ全員で，ASDの特性をもった患者さんであるということを共有し，次のような統一した対応ができることが望ましい。
①抽象的な表現ではなく具体的な説明を心がける。
②先々の見通しが立たないので，目の前のことに焦点を当てる。
③可能な範囲で対応を一定にして，徐々に本人が新たな環境に慣れるのを待つ。

その後の経過…

　化学療法を実施した翌々日から，薬丸先生の言葉どおりに，吐き気が落ち着いてきてたため，澤武さんの不安も和らいだ。澤武さんは，今回，抗がん薬による嘔気という副作用を体験したことで，次の化学療法実施後に吐き気が生じても，不安にかられることはなかった。

—— point —

発達障害傾向のある患者さんと接するときに
思い出したいポイントまとめ

1
p.169 →

ASDの特徴とその特性をもつ人との関わり方

・2つの主な特徴
　①他人の気持ちを想像することができず，コミュニケーションが苦手。
　②柔軟な対応が苦手で，自分の関心・やり方・ペースの維持を最優先
　　させる。
・ASDの特性をもつ人の発言には，相手を傷つける意図はない。

2
p.170 →

コミュニケーションの工夫①

ASDの特性をもつ人には，なるべく具体的な表現を使用する。

3
p.171 →

コミュニケーションの工夫②

ASDの特性をもつ人は全体像の把握が苦手。今起きていることに焦点を
当てたほうがよい。

4
p.172 →

ASDの特性をもつ患者への対応 ーチーム医療のアクションー

関係する医療スタッフ全員で，ASDの特性をもった患者さんであるとい
うことを共有し，次のような統一した対応ができることが望ましい。
①抽象的な表現ではなく具体的な説明を心がける。
②先々の見通しが立たないので，目の前のことに焦点を当てる。
③可能な範囲で対応を一定にして，徐々に本人が新たな環境に慣れるの
　を待つ。

自分も思春期は経験したし，若い子の気持ちもわかっているつもり。でも，思春期ってどういう時期なんだっけ…？

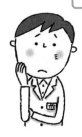

高校生の気持ち，わかりますか？

～思春期特有の心理を知っておこう～

AYA世代とは，adolescent & young adult（思春期・若年成人）世代の略称で，15～39歳までをさします。思春期とは，AYA世代よりも若い人を含みますが，第二次性徴が始まる10歳頃から17,18歳頃までの時期をさし，自意識が高まり，自立を意識する時期です。もちろん思春期といってもさまざまですが，大人に対して反発心をもちながらも，そのこころの奥底には頼りたいという気持ちもあったりします。

そんな思春期の患者さんが，そっけない態度だったり，話をしてくれなかったりして，戸惑った経験はありませんか？　私は大いに戸惑い，困っていました。

本ケースでは，思春期にある患者さんとのコミュニケーションについて考えてみます。

--- 登場人物 ---

患者	吉村美咲 さん	17歳女性，高校2年生。ダンス部の友達と連絡をよく取り合っている。メイクや韓流スターが好きな，今どきの若い女の子。
患者の母	吉村智子 さん	45歳女性。明るいしっかりとした性格であるが，娘の言動にはあまり逆らわず，衝突を避けている。
主治医	小児腫瘍科 熊崎 隆 先生	卒後24年目で臨床経験が豊富。患児，家族，医療スタッフともフランクに接し，冗談をよく言うが，熱い気持ちをもっている。

容姿に関わる副作用が気になり，抗がん薬を嫌がる… まじめな話ができない…？

吉村美咲さんは，半年前に軟部肉腫の骨転移，肺転移と診断され，ドキソルビシン，パゾパニブの後，2つ目の化学療法としてイホスファミドの投与を開始するために入院した。

薬丸先生は初回治療のときから美咲さんを担当していたが，接し方がわからず，戸惑っていた。今回は入院翌日に服薬指導を行うこととなり，美咲さんのベッドサイドを訪れた。美咲さんはスマホをいじっており，お母さんが付き添っている。

吉村さん親子と薬丸先生の実際のやりとり

＜ベッドサイドにて＞

薬丸 先生　美咲ちゃん，こんにちは。

美咲 さん　あぁ，薬丸先生，先生はいつもまじめだよね。でっ，今日は何の話？

> いつもからかわれているような気がするなぁ…

薬丸 先生　次の抗がん薬の説明に来たんだけど。

美咲 さん　げっ，マジ？　次の薬って髪が抜けるの？

薬丸 先生　うーん，抜けるかも。

美咲 さん　えー，そんな治療はもうしたくないなぁ。別の薬じゃダメなの？ 先生，薬のこと，詳しいんでしょ。

薬丸 先生　うーん，でも美咲ちゃんには，これが一番いいと思うんだけどな。

美咲 さん　いや，髪が抜けるのはもう嫌だから，別のを考えてきて。

> 髪が抜けるのは，年頃なら，なおさら嫌なのもわかるけど…

お母さん　ちょっと，美咲。あんまり薬丸先生に無理を言ったらダメでしょ。

美咲 さん　お母さんは黙ってて。あっ，この前やった薬，なんだったっけ？

薬丸 先生	パゾパニブ？

美咲 さん	そうそう，あの薬って肌が白くなるじゃん。 あれもう1回やりたい。

お母さん	ちょっと美咲…（苦笑）。

薬丸 先生	え？ でもあの薬は効果があまりなかったから…。

美咲 さん	効果なくてもいいよ。肌が白くなるから。 熊崎先生と相談してきて。

薬丸 先生	……。わかったよ。

お母さん	いつもすみません…。

> 薬の効果の話をしたいのに…，話がかみ合わないなぁ…

　薬丸先生は，「今どきの女の子って何考えているのかわからないよな〜。色白になるからパゾパニブやりたいなんて…。そんなこと熊崎先生に言えないよ」とぼやいた。

　昼に職員食堂へ行ったら，清水先生がカツカレーを1人で食べていたのが見えた。薬丸先生は清水先生に，「隣に座ってもいいですか？ カツカレーなんて食べていないで，ダイエットしたほうがいいですよ」と声をかけた。

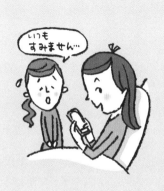

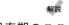

解説
思春期のこころは複雑

清水 先生	座ってもらって構わないけど，僕の体重のことはほっといてほしいな〜。

薬丸 先生	わかりました〜。ところで，先生はこころの専門家だけど，今どきの高校生の気持ちはわかりますか？

清水 先生	うーん，あまり得意ではないかもしれないけど，どうしたの？

薬丸 先生	（吉村美咲さんとのやりとりについて清水先生に説明する。）

清水 先生	なるほど，そんなことがあったのね。思春期のこころは複雑だからな〜。 薬丸先生はどんな高校生だった？

| 薬丸 先生 | 僕ですか。バドミントンに熱中していました。
結構まじめで従順な生徒だったかもしれません。 |

| 清水 先生 | そうなんだ。薬丸先生は大人になることに，あまり苦労をしなかったんだね。 |

| 薬丸 先生 | 大人になるのに苦労するんですか？ |

| 清水 先生 | そう。思春期って子どもから大人になるための通過点で，人によっては結構悩んだりして苦労する人もいるんだよ。 |

| 薬丸 先生 | そうなんですね。美咲ちゃんも苦労しているのかな。 |

| 清水 先生 | 内面はそうなのかもね。 |

| 薬丸 先生 | 思春期の苦労ってどんな感じなのですか？　教えていただけますか？ |

| 清水 先生 | いいですよ。 |

思春期はどのような時期か

| 清水 先生 | 思春期とは，第二次性徴が始まる10歳から17，18歳頃までをさすし，青年期はさらに年長になるまでの期間をいい，最近では24.5歳くらいまでを青年期と考えるみたいです。
思春期・青年期はモラトリアムといって，社会に出て一人前の人間となるまでの猶予期間という位置づけもあります。
僕が通っていた大学は，あまり出席に厳しくなくて，学校に行かなくてもよいような，今では考えにくいようなゆるい状況だったんです。先輩には「学生時代に勉強する奴は馬鹿だ，たくさん遊んでおけ」と言われたこともあったなぁ。社会人になったら組織の一員として，与えられた役割を果たさなければならないから，自由がきかなくなる。だから，今のうちに自分のやりたいことをやる生き方を経験しておくように，という意味がこの期間にはあるんです。 |

| 薬丸 先生 | なるほど，大人になるための準備期間かぁ。
ノルマに追われている僕からすると，自由でいいなぁ。 |

| 清水 先生 | そう，うらやましく思うよね。私なんか管理職になってから，病院長からは成果を上げるように言われて苦しいし，部下に気を遣ってなかなか愚痴もこぼせないし，会議も増えてイヤになっちゃうよ…。 |

表1　思春期・青年期の発達と危機

> 1. **第二次性徴**
>   ⇔ 体の変化への戸惑い
>
> 2. **自意識の高まり**
>   ⇔ 人の目を気にする（自己肯定感の危機）
>
> 3. **自立への希求**
>   ⇔ 大人への反発と依存
>
> 4. **世界が広がる**
>   ⇔ 井の中の蛙であったことに気づく

薬丸 先生　先生のことはいいですから，本題に戻ってください。

清水 先生　はいはい。ただね，思春期や青年期にある人たちのこころが自由か，というと，実はそうでないことが多いんだ。むしろ苦しいことが多い。

薬丸 先生　それはどうしてですか？

清水 先生　小学校を卒業し，中学生，高校生と進むにしたがって，見える世界は全然違うものに変わっていく…。ある意味激動ともいえるこのような変化に，こころがついていくのは並大抵のことじゃないからね。

薬丸 先生　ふんふん。

清水 先生　思春期のさまざまな変化を表にまとめましたが（表1），まず1番目には，体がどんどん変化していくことがあげられ，この時期に特徴的なのは第二次性徴です。いろんなところに毛が生えてくるし，男性は声変わりして射精を経験して，がっちりした体系になる。女性も乳房が発達して丸みを帯びた体系になり，月経が始まります。
この体の変化に，こころは最初，戸惑うこともあるかもしれないね。

薬丸 先生　確かに。僕は発毛が結構早かったから，林間学校で同級生と風呂に入ったとき，すごく恥ずかしかったことを思い出しました。

清水 先生　2番目にあげるのが自意識の高まりです。
第二次性徴の頃は，性的な意識が高まることもあり，自意識が高まり，周囲から自分がどう見られているかが気になるんだ。

| 薬丸 先生 | 確かにそうですね。僕の場合は，小学校のときからゲームをずっと一緒にやっていた友達が，急におしゃれに目覚めて，話が合わなくなっちゃったもんなぁ。でっ，そういうことに敏感なグループと遊ぶようになって，なんか僕だけ取り残されてしまった…。 |

| 清水 先生 | そういうことってあるよね。
友達と自分を比べたりする意識が高まるのも，この頃。昔は，スクールカーストという言葉はなかったけど，そういう意識は私の頃もあったな。本来，上下関係なんてないはずなのに，見下す，見下されるというような意識が強い集団もあったりして，なんとか自分の立ち位置を確保する…というのは，とても大変なことだと思うし，劣等感をもってしまうこともある。自分は自分でいいんだという，自己肯定感が脅かされるんです。 |

| 薬丸 先生 | 確かに，大変だ〜。 |

| 清水 先生 | そして，子ども扱いされることを嫌い，自立したいという気持ちも高まっていくことが多い（自立への希求）。干渉してくる親には反抗心が芽生え，口をきいてくれなくなることだってある。 |

| 薬丸 先生 | そうなんだ。僕の娘は，今4歳でかわいらしくてしょうがないけど，彼女も将来はそうなってしまうのかなぁ。 |

| 清水 先生 | 父親を娘が，生理的に受けつけなくなる時期もあるみたいだからね。 |

| 薬丸 先生 | それはショックだな〜。 |

| 清水 先生 | でも，自立したいと思う一方で社会経験はないわけだから，実は不安でいっぱいなこともある。大人には反発心をもちながらも，実はまだまだ頼りたいという依存心が隠れていることも多いんだ。 |

| 薬丸 先生 | 複雑だな〜。 |

| 清水 先生 | まだありますよ。 |

| 薬丸 先生 | まだあるんですか？ |

| 清水 先生 | はい，それは自分を取り巻く世界が大きくなることです。成長するにつれて行動範囲や交流範囲が広がり，いろんな友人と出会う。例えば，中学のときは成績が良くて自分は頭がいいと思っていたとしても，偏差値の高い高校に行くと，今まで見たこともないような成績表をもらってショックを受けることもある。どんなことにも上には上がいることを知るのだけど，自信を失ってしまうことだってあるんだ。 |

- *point* 1 -

思春期とは
・モラトリアムという，社会に出て一人前の人間となるまでの猶予期間。
・「第二次性徴」，「自意識の高まり」，「自立への希求」，「世界が広がる」という，心身・環境の変化とともに，さまざまな意識や戸惑いが生じる時期。

薬丸 先生 確かに，こうやって改めて考えてみると，思春期って大変ですね。

清水 先生 そうなんだ。そんななかで思春期の課題は，アイデンティティーの確立と言われています。「自分はこういう人間で，社会との関わり合いのなかでこうやって生きていくんだ」という，自分らしい生き方を見出す必要がある。
この変化についていって，自分の居場所や生きる道はこうだと見つけた気持ちになれる人はよいけど，そうでないと，広がった世界の中で自分の居場所が見つからなくて，戸惑ったり混乱したりする感覚がある人も多いと思う。

薬丸 先生 アイデンティティー…。混乱…。なるほど。

清水 先生 私も混乱した経験がある。思春期の頃は，周囲から気に入られる自分でいたいということを考えすぎて，雑誌を読んで流行を追っていたりしたもんな。自分はどうしたいんだろうということがわからなくなっちゃったからなぁ。

薬丸 先生 先生にもそういうときがあったんですね。今はもうちょっと周りの目も気にしたほうがいいですよ。先生，だいぶお腹が出てきましたね。

清水 先生 うるさいなぁ。

薬丸 先生 僕はそんなに気にならなかったけどどうしてかな？
あまり周りの空気を読まなかったからかな。

清水 先生 薬丸先生らしいな。

薬丸 先生 しかし，先生の話を聞いて，美咲ちゃんの気持ちを少し想像できるようになりました。美咲ちゃんも，実は自分らしさを求めて，もがいているのかな。色白になるからパゾパニブをやりたいなんて，その思いには応えられないけど，少しほほえましく思いました。
でっ，僕は美咲ちゃんと関わるときに，どのようなことに気をつければよいのでしょうか？

思春期の患者さんとの関わり方の秘訣

清水 先生 薬丸先生が，美咲ちゃんのことをほほえましいと思えたら，もうそこで半分はうまくいっているような気がするな。

薬丸 先生 といいますと？

清水 先生 思春期の患者さんへの関わり方の秘訣は，その気持ちを想像して見守るというような感じだからです。美咲ちゃんのことをほほえましく思えたとしたら，それはその気持ちを想像できているということだからです。

薬丸 先生 そうでしょうか。

清水 先生 最もやっちゃいけないのは，頭ごなしにダメと言ってしまうことです。
経験を積んだ大人からすると，10代はまだまだ未熟に見えるところもあるんだけど，必死に自立しようとしているんだ。
だから，一人の自立した大人として尊重したほうが，彼らも心地いいし，反発心を生まない…（表2）。

薬丸 先生 なるほど。

清水 先生 反発されたり，距離をとられたりする場合，こちらもネガティブな気持ちになりがちだけど，その態度の裏側には自信のなさや不安が隠れているんだ。
彼らも自立しようと大変なんだろうなということが想像できれば，ぶつかってきてもあまり腹が立たないでしょう。

表2 **思春期・青年期の人との関わり方の秘訣**

> **心構え**
> ①一人の自立した大人として尊重すること。
> ②意見を述べる前に，その人に興味をもち，今何を考え，どんな気持ちでいるのかを理解しようとすること。
> ③距離をとろうとする態度の裏側には，不安が隠れていることを想像する。
> ④成長して自立しようとしていることに，敬意をもつこと。
>
> **やってはいけないこと**
> ①先輩風を吹かすこと（年上がえらいという価値観は過去のもの）。
> ②自分の価値観を押しつけること。
> ③反抗的な態度に腹を立てること。

| 薬丸 先生 | 深いですね〜。 |

| 清水 先生 | そんな感じで，「きっと大変なんだろうな」と，あたたかい気持ちで見守っていると，思わぬタイミングでこころを開いてくれるときもありますよ。 |

| 薬丸 先生 | そんなこともあるんですか！ |

| 清水 先生 | そう。でも，最後までよそよそしいこともあるけどね。 |

| 薬丸 先生 | なるほど〜。
でっ，美咲ちゃんの，パゾパニブをもう一度やりたいという希望には，どう対応したらよいでしょう。 |

| 清水 先生 | うん。美咲ちゃんもどこまで本気で言っているのかわからないけど，でもその言葉をきちんと受け止めてみたらどうだろう。
私の想像だけど，ずっと治療が続いていることのストレスや，脱毛に対する恐れ，そのほかいろんな気持ちがこころの奥底にはある気がするな。
そんな気持ちを，冗談っぽい口調で，自分でもごまかしているのかもしれないね。 |

| 薬丸 先生 | わかりました。熊崎先生に伝えて，どうするか相談してみます。 |

> ─ *point* 2 ─
>
> **思春期の患者さんへの関わり方の秘訣**
> ・患者さんの気持ちを想像して，あたたかい気持ちで見守ること。ほほえましいと思えたら，半分はうまくいっている。
> ・一人の自立した大人として尊重して接すること。
> ・やってはいけないのは，頭ごなしにダメと言ってしまうこと。
> ・患者さんに反発されたり，距離をとられたりすると，医療者もネガティブな気持ちになりがちだが，その態度の裏側には自信のなさや不安が隠れている，自立しようと大変なのだろうな，と想像するとよい。

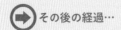 その後の経過…

　薬丸先生は，小児腫瘍科の熊崎先生に，美咲ちゃんとのやりとりを伝えた。熊崎先生は心得ているようで，「あ～，美咲ちゃん，表面的には平気を装っているけど，いろいろと不安なんだろうな。よし，今度美咲ちゃんと話してみるよ」と答えてくれた。
　その後，熊崎先生は美咲ちゃんに新しい治療について詳しく話した。脱毛を心配していることについて理解を示したうえで，病気の治療については考えうる最良の方法で，早く家に帰るために一緒に頑張ろうと伝えた。美咲ちゃんは涙ぐみながら，うなずいたそうだ。
　化学療法が始まったその日，薬丸先生はまた美咲ちゃんのベッドサイドに赴いた。

薬丸 先生　美咲ちゃん，こんにちは。

美咲 さん　あぁ，薬丸先生。でっ，今日は何の用？

薬丸 先生　治療が始まったから，調子はどうかなと思って。

美咲 さん　あぁ，今のところなんともないよ。

薬丸 先生　それはよかった！
パゾパニブのこと，熊崎先生に話したんだけど，やっぱり難しいって…。

美咲 さん　うん，熊崎先生から説明聞いたよ。

薬丸 先生　このイホスファミドが一番いいらしいんだ。

美咲 さん　わかってる。頑張るよ。

薬丸 先生　皆で応援するからね。

美咲 さん　応援？　うっとうしいな～。でも，薬丸先生，また来てね。

薬丸 先生　うん，また来るよ。

　薬丸先生はこころなしか，美咲ちゃんとの距離が縮まった気がした。
　「『また来てね』って言っていたな～。今までそんなこと言われなかったからな～」などと考えていると，清水先生と廊下ですれ違った。そして，先ほどの美咲ちゃんとの面談のやりとりについて伝えた。

チーム医療の視点

清水 先生 そうだったんだね。薬丸先生の美咲ちゃんを見守る姿勢が，彼女に少し伝わったのかもね。熊崎先生に美咲ちゃんの気持ちを伝えたことも，頼りにできると感じたのかもしれない。

薬丸 先生 そう思ってくれたら嬉しいですけど…。
これからのことで，気をつけたほうがよいことはありますか？

清水 先生 そうだね。薬丸先生だけではないんだけど，患者さんが子どもや若い人の場合，医療者が熱くなりすぎることがあるので，そのことに気をつけたほうがいいかもね？

薬丸 先生 熱くなりすぎる？　どういうことですか？

清水 先生 病気は誰にとってもつらいことだけど，特に若い人が重い病気になることについて，人は理不尽だという想いを抱きやすいんです。若い頃は健康で，これから前途ある未来が待っていることが当たり前だと考えがちなので，そうではない状況や現実を目の前にすると，人はやりきれない気持ちになる…。そして，その患者さんとの関わりが深くなって親近感がわくと，その人を助けたい，その状況をなんとかしたいという強い気持ちがわくんだ。

薬丸 先生 そういう熱い気持ちをもつことは，悪くないんじゃないでしょうか。

清水 先生 多くの場合は問題ないでしょうが，そうでもないこともあります。
その状況をなんとかしようとして，無理な積極的治療を行うなど，抗がん治療を進めるケースもあって，それは結果的に，患者さんに利益をもたらさないことが多いんだ。

薬丸 先生 確かに，積極的な対策をとりたくなりますけど，無理な治療はデメリットも大きいですもんね。

清水 先生 あと，本人につらい事実を伝えることに医療者が抵抗感をもつこともある。家族が本人に病状を伝えないでくれと反対することもあるけれど，結果として，患者さんが自分の真実と向き合えないこともあるかもしれない。

薬丸 先生 そういうことも，ときどき経験しますね。

清水 先生 また，その患者さんに労力をかけすぎて自分自身が疲弊したり，ほかの患者さんの対応がおろそかになることもあってはならないし。

薬丸 先生 確かに。言われてみれば，そんなこともあるかもしれない。

| 清水 先生 | あたたかいまなざしをもつことは悪くないけど，こころが熱くなっていると きこそ，自分たちの対応が本当に患者のためになっているのか，常に自分た ちの行為を振り返る必要があります。 |

| 薬丸 先生 | 確かに。 |

| 清水 先生 | ときに，医療はその状況を変えられないという現実を受け止め，そのことを 患者さんやご家族に率直に告げなければならないこともあるのさ。 |

| 薬丸 先生 | 自分たちの無力さとも向き合う必要があるのですね。つらいですね。 |

| 清水 先生 | そう，そのとおり。そのことを自覚して，自分たちもいたわらないと，暴走 したり燃え尽きてしまったりすることにつながるからね。 |

| 薬丸 先生 | こころに留めておきます。 |

---

point 3

医療者自身のこころを自覚する

・医療者自身，健気な若い人の病気が治らないということはあって はならないと感じたり，その状況をなんとか自分たちの力で覆そ うという気持ちになったりすることがある。そして，医療者の行 動も感情に左右されることがある。

・無理な治療をしようとする，厳しい病状を本人に伝えようとしな い，など，よかれと思っていても，結果的に本人のためにならな い行動をとってしまうことがある。

こころが熱くなるときこそ，自身の行動を冷静に振り返ることが大 切。そして，無力感とも向き合う医療者自身のケアが必要となる。

— *point* —

思春期の患者さんとのコミュニケーションが難しいと感じたときに思い出したいポイントまとめ

$\dfrac{1}{\text{p.181}}$ → **思春期とは**

- モラトリアムという,社会に出て一人前の人間となるまでの猶予期間。
- 「第二次性徴」,「自意識の高まり」,「自立への希求」,「世界が広がる」という,心身・環境の変化とともに,さまざまな意識や戸惑いが生じる時期。

$\dfrac{2}{\text{p.183}}$ → **思春期の患者さんへの関わり方の秘訣**

- 患者さんの気持ちを想像して,あたたかい気持ちで見守ること。ほほえましいと思えたら,半分はうまくいっている。
- 一人の自立した大人として尊重して接すること。
- やってはいけないのは,頭ごなしにダメと言ってしまうこと。
- 患者さんに反発されたり,距離をとられたりすると,医療者もネガティブな気持ちになりがちだが,その態度の裏側には自信のなさや不安が隠れている,自立しようと大変なのだろうな,と想像するとよい。

$\dfrac{3}{\text{p.186}}$ → **医療者自身のこころを自覚する**

- 医療者自身,健気な若い人の病気が治らないということはあってはならないと感じたり,その状況をなんとか自分たちの力で覆そうという気持ちになったりすることがある。そして,医療者の行動も感情に左右されることがある。
- 無理な治療をしようとする,厳しい病状を本人に伝えようとしない,など,よかれと思っていても,結果的に本人のためにならない行動をとってしまうことがある。

こころが熱くなるときこそ,自身の行動を冷静に振り返ることが大切。そして,無力感とも向き合う医療者自身のケアが必要となる。

【参考文献】
1) 青木省三・監修:思春期のこころの病 “悩み” と “病” の見分け方,NHK 厚生文化事業団,2009 (https://www.npwo.or.jp/wp-content/uploads/2016/09/shishyunki.pdf)
2) 滝川一廣:子どものための精神医学,医学書院,2017

COLUMN

▼

残念だったことと反省すべきこと

▌ 患者さんとの関わりを振り返るとき

　私はときどき，患者さんとの関わりを振り返るカンファレンスに参加します。患者さんが亡くなった後のデスカンファレンスの場合，医療者が困難だったと思うケースについて開催されることが多く，重苦しい雰囲気で始まることが多いです。

　振り返る医療者の発言は，

「患者さんは最後まで苦しんだ…。もっとできることはなかったのだろうか…。」

「きっと，つらいというサインを出していたんだと思う。そのサインをキャッチできていなかった…。」

「ご家族もさぞ無念だっただろう…。家族の気持ちをもっと楽にするような関わりができなかったのかと，悔やまれる…。」

というような感じです。

　医療者は，患者さんやご家族の心情を想うとともに，「自分たちの関わりは，これでよかったのだろうか？」と自身に問いかけ，ときに反省や後悔，自責の念が強く表れることがあります。「患者さんの苦しみを少しでも和らげたい，自分たちにはその使命がある」という想いが強い人ほど，自責の念は強くなる傾向を感じます。

　しかし，過度に自責的になることは医療行為の向上につながるわけではないですし，一方で医療者の燃え尽きにつながるため，気をつける必要があります。では，抱えている自責の念にどう向き合ったらよいのでしょうか？

▌ 自責の念に向き合う方法

　ここで大切なのは，以下のの3つをきちんと区別することです。

①残念だったこと
②今後に生かすべきこと
③反省すべきこと

　例えば，患者さんが苦しみながら亡くなられたとして，現在の医療でそれ以上はどうしようもないことであったならば，「①残念だったこと」になります。あとから振り返って，「あそこに着眼していれば，なんとかできたかもしれない」というのは，「②今後に

生かすべきこと」です。標準的な医療水準から劣る行為については,「③反省すべきこと」になるでしょう。

　また例えば，ある患者さんが亡くなるまで「この病気になって悔しい。怖い。なんで治してくれないの？」と恐怖や怒りの感情をもち続け，医療者にそれを吐露したとしましょう。多くの人はその病気を治せないことに無力感や自責感をもち，「③反省すべきこと」と考えるかもしれません。しかし，私のような精神科医の立場から俯瞰してみると，「患者さんのどうしようもないやりきれなさを，いくばくかかもしれないけれど，受け止めている関わり」と理解されます。

　もし，エビデンスのある治療，ガイドラインが示されている病態であれば，①②③の区分けはしやすいです。例えば，すい臓がん Stage IV の患者さんが，診断から 3 年後に亡くなったとします。この場合，現在の医療水準を考えると，「①残念だったこと」になるでしょう。このことについて，「③反省すべきこと」と考える医療者は少ないと思います。

　しかし，ケアの場合は，エビデンスやガイドラインが明確でないことが多いので，悲しいことが起きた場合の①②③の区分けが難しく，責任感の強い医療者ほど，反省や自責の念を感じてしまいやすいのです。

▌医療の現実とも向き合う

　自分の関わりを振り返るとき，ぜひ①②③を意識してみてください。そして，過度に「③反省すべきこと」に分類しようとしていないか，注意してみてください。起きたことを「①残念だったこと」だと認め，「どうしようもないことだったのだ」と思うことは，実は自分たちの無力を認めることなので簡単ではないかもしれません。しかしそれは，私たち医療者が，まさに医療の現実と向き合うということなのです。

PART 6

家族や遺族への対応

患者さんと家族の意向が異なるとき どうする？

～一生懸命励ます家族の思いとは～

　家族は「第二の患者」といわれ，家族が本人以上の精神的苦痛を抱えていることも少なくありません。そして，家族はつらい気持ちを抱えていても，「一番大変なのは本人なのだから，弱音を吐いてはいけない」，「本人の前では明るく振る舞わなければならない」と思ったりして，自分自身のケアを後回しにしてしまうこともあります。このような場合は，医療者が声をかけても，「私は大丈夫ですから，あの人のことをまず考えてあげてください」と断られてしまいます。

　さらに，家族が心配するあまり，「本人には厳しい状況を伝えないようにしてください」と希望することもあり，患者さん本人の意向と，家族の意向のどちらを優先したらよいのか，医療者が板挟みになることもあります。このように，なかなか一筋縄ではいかない家族のケアについて考えてみます。

――――――― 登場人物 ―――――――

患者	川合信介 さん	70歳男性。大腸がん Stage IV と診断され，化学療法を受けている。小さな工務店の社長で，体力が許す範囲で仕事は続けている。
患者の妻	川合真紀子 さん	65歳女性。工務店の事務をしている。明るいが，心配性。重要な局面では夫に頼ってきた。
主治医	消化器内科 吉田 誠 先生	卒後15年目で臨床経験が豊富。一見クールに見えるが実は情に熱い。音楽鑑賞が趣味で好きな作曲家はボロディン。

患者さんは「治療をやめたい」と言っているのに，家族から「本人を励ましてほしい」と言われてしまった…

川合信介さんは，大量の下血があり，精査をしたところ大腸がん（Stage IV）に罹患していることが明らかになった。がん告知を行う前に，妻の真紀子さんは，「頑張る気力を失わせたくないので，厳しい病状であることについては，本人に絶対話さないでほしい」と主治医の吉田先生に強く訴えた。それを受けて，吉田先生は信介さんに，「進行がんで根治は難しいが，化学療法でがんの進行を食い止めていきましょう」と伝えている。1次化学療法のmFOLFOX6 + BevがPD（病態進行）となり，現在は2次化学療法FOLFIRI + RAMの5コース目を行っている。

信介さんが化学療法を受ける日は，いつも真紀子さんが付き添っており，薬丸先生は吉田先生の診察前に2人と面談している。

> 川合さんと家族と，薬丸先生の実際のやりとり

＜ある日の診察前面談にて＞

薬丸 先生 こんにちは，川合さん。体調はいかがですか？

信介 さん あんまり調子よくないんだよね。最近は食事もあまり食べられなくて…。
体を動かすのも億劫なんですよ。このまま病気も悪くなっちゃうんじゃないか？

真紀子 さん 何を言ってるの！　この人はほんとに気が弱くて，だめなんですよっ。
「もっと食べて元気出さないと，治るものも治らないわよ」って，いつも言い聞かせてるんです。
薬丸先生からも，もっと頑張るように言ってくださいよ。

> 信介さんはつらそうだし…，励ますのは気が引けるなぁ…
> 奥さんは元気だなぁ

薬丸 先生 えっと…そうですね。
川合さん，頑張っていきましょう。

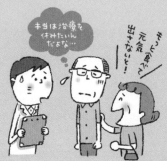

＜それから3週間後の診察前面談にて＞
（この日，奥さんの付き添いはなく，信介さんは
1人で面談室に入ってきた。）

薬丸 先生 こんにちは，川合さん。今日はお一人なんですね。

信介 さん 妻は，今ちょっと席を外しているんだよ。
先生，先週から体がつらくてね。だんだんと体調が悪くなってきているし，できればもう治療はやめたいと思ってるんだ。
でも，妻の手前言い出せなくて。

> 信介さん，治療をやめたいと思っていたんだ…

薬丸 先生 そうですか…。奥さんはいつも，頑張ろうって言われますもんね。

信介 さん 妻はよく支えてくれているよ。
でも，もう治らないんだから，これ以上つらいことはしたくないんだ。

薬丸 先生 わかりました。とりあえず，今日は体調も悪そうですし，化学療法はお休みしたほうがよいかもしれませんね。吉田先生にも伝えておきます。

信介 さん そうだね，そうしてくれると助かるよ。

＜外来待合のある廊下にて＞
（面談の後，廊下で奥さんとたまたますれ違い，
呼び止められる。）

真紀子 さん 薬丸先生，ちょっといいですか。

薬丸 先生 はい，何でしょうか？

真紀子 さん 最近，主人がどんどん元気がなくなってきてるようで心配で。ときどき「治療をやめたい」と言うんですよ。でも私はあきらめたくない。
（涙を浮かべながら）主人には，まだ元気でいてもらいたくて…。

> 奥さんは，信介さんに頑張ってもらいたいんだなぁ

薬丸 先生 そうでしたか。でも，今日は体調が悪そうなので，一回治療を休もうかという話が出ていました。

真紀子 さん えっ，でもそれでは病気が進行してしまうんじゃないですか？？
大丈夫なんでしょうか？？

薬丸 先生 化学療法は，信介さんの体調をみながらやったほうがよいと思います…。

真紀子 さん あの人，弱気になっているんですね。
薬丸先生からも，頑張るように励ましてあげてください。

薬丸 先生 わかりました…。

> 信介さんは治療を休みたいと言っているし，奥さんはあきらめたくないと言っているし…
> 励ますといっても，信介さんはとてもつらそうだし…，これ以上，無理には…

薬丸先生はとっても困ってしまった。「板挟みってまさにこのことだよな～。どうしたらいいんだろう」と頭の後ろで手を組んで独り言をつぶやいていたら，清水先生が「どうしたの？」と背後からのぞき込むように声をかけてきた。

解説

薬丸 先生 あぁ清水先生，ちょうどよかった。
本当に困っていたんで，先生の平凡な顔が仏に見えます！

清水 先生 平凡…は余計ですが，何があったんですか？

薬丸 先生 ある患者さんを担当しているのですが，本人から「もう，つらい治療は受けたくないから，そのことを主治医の吉田先生に伝えてほしい」と頼まれたんです。
でも，すぐ後に患者さんの奥さんから，「絶対あきらめてほしくないから，本人を励ましてほしい」と頼まれたんです。
どっちの気持ちに寄り添ったらいいのか，困ってしまって。

清水 先生 そうですか…。もう少し詳しく教えてもらえますか。

薬丸 先生 （川合さん夫妻のことについて説明する。）

清水 先生 なるほど。確かに板挟みになっちゃっていますね。

薬丸 先生 はい。僕はどうしたらいいんでしょうか。

この場合，問題を抱えているのは家族

清水 先生　お話を聞く限り，ご本人は現状と向き合っているように見えます。
今，この状況で考えなければならないのは，奥さんのケアですね。

薬丸 先生　奥さんのケア!?　僕には，患者さん本人のほうが，あきらめているように見えて，奥さんは元気そうですけど。

清水 先生　確かに見かけ上はそうですよね。でも，奥さんは不安な気持ちを打ち消すために，無理に明るく振る舞っているように見えます。「夫にはまだ元気でいてもらいたい」という言葉からは，自分の夫が近いうちにいなくなってしまうということを認めたくない（CASE 01 の「否認」を参照，p.23）という心理が働いているように想像します。
つまり，奥さんは今，現実と向き合えていないわけです。

薬丸 先生　なるほど。だから，信介さんを無理に励まそうとしているのかもしれませんね。でも，励まされる本人もつらいですね…。
今まで，家族のケアってあまり考えてきませんでしたが，どのようにしたらよいのでしょうか。

家族は第二の患者

清水 先生　家族のケアについては，勉強する機会も少ないですからね。あまり知られていないかもしれませんが，家族は「第二の患者」とよばれています。
例えば，がん患者の家族においては，約3割の人が適応障害などの精神医学的問題を有しているという調査もあり，患者本人よりも家族のほうが苦痛の程度が強いともいわれています。

薬丸 先生　約3割も？　すごく多いですね！

清水 先生　もちろん個々のケースはさまざまですが，家族が強い精神的苦痛を感じている可能性を念頭に置いておくとよいでしょう。

point 1
家族は「第二の患者」
一般的には，家族が抱える精神的苦痛は本人以上である。

薬丸 先生　家族が精神的につらくなるのは，どうしてなんでしょうか？

清水 先生　いくつかの理由が考えられます（表1）。

奥さんがまさにそうですが，大切な人が大きな病気になって，もしかしたらいなくなってしまうかもしれないという状況は，家族にも大きな喪失感をもたらします。家族の人生も様変わりするでしょう。

また，経済的にも困窮するかもしれませんし，介護する家族には肉体的な負担も強いられるかもしれません。

薬丸 先生　確かにそうですね。

清水 先生　また，「代われるものなら代わってあげたい」とおっしゃる人もいます。

理不尽と思える状況に対して，自分のことならば覚悟を決めることができる人も，自分にとって大切な人がつらい体験をしていることは，受け入れがたいんです。

受け入れられない気持ちが形を変えて，「何もしてあげられない」と自分を責める家族もいます。

そうなってしまうと，本当は家族も精神的に限界を迎えようとしていて，休息が必要な状況なのに，「自分が弱音を吐いている場合ではない」と，自らのケアをおろそかにしてしまいがちです。

薬丸 先生　そうかぁ。家族は本当に大変ですね。

表1　**家族の精神的苦痛が大きい理由**

> ① 大切な人が病気になることは，大きな喪失体験である。
> ② 経済的な問題が生じることがある。
> ③ 介護の負担が生じることがある。
> ④「自分が弱音を吐いている場合ではない」とストレスをため込み，家族は自分自身のケアをおろそかにしがちである。

日本の医療はダブルスタンダード
～患者と家族の意向が異なる場合～

薬丸 先生　川合さん夫妻の場合に難しいのは，ご本人は「治療をやめたい」と言っているけど，奥さんは「頑張ってほしい」と思っている点ですね。

ときどきあるケースですが，どう考えたらよいのでしょうか？

原則的には，信介さん本人の意向を尊重すべきだと思うのですが，奥さんにはそのようには言いにくいです。

清水 先生 そうですね。欧米だったら本人の意思決定を尊重する文化がありますから，本人の意向を中心に話が進んでいくでしょうし，家族が医療者に「本人には本当のことを言わないでほしい」というような場面は，少ないような気がします。

しかし，日本では表向きは本人の意思を尊重することになっていながら，実際は家族の意向が優先されることもある。ダブルスタンダードなんですよ。

薬丸 先生 ダブルスタンダード！？

清水 先生 厳しい病状の告知をするとき，本人より先に家族に話すことがあります。

原則からすれば，真っ先に本人に伝えるべきことなのに，なぜそんなことが起きるのでしょう？

薬丸 先生 なぜ家族に，先に病状を伝えるか？　…ですか？？

家族は，本人への積極的な治療や十分なケアを期待しているのでしょうか？

清水 先生 確かにそういう側面もあるでしょう。

しかし，ちょっと厳しい意見かもしれませんが，医療者が家族に責められることを避けているという側面もあるでしょう。

家族は医療者に対して，「本人より先に自分に話してほしい。できれば本人には，本当のことを伝えないでほしい」という期待を抱いていることがあります。

そのような場合に，本人に先に伝えて大きなショックを受けたとしたら，家族は期待を裏切られたと感じ，「なんでまず自分たちに先に伝えてくれなかったのか！」と憤慨してしまいますからね。

薬丸 先生 なるほど〜。

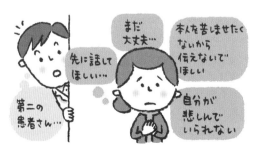

清水 先生　表向きは，個人主義（患者さん本人の意思を尊重する）の原則に基づいていますが，実は患者本人を含めた家族という集団の意思が，個人よりも優先されます。

家族のなかで，本人よりもほかの誰かが強い発言権をもっている場合は，本人の意思がないがしろにされてしまうこともあります。

そういうことに医療者は気をつけておかないと，家族の意向ばかり聞いていて本人が置いてきぼりということになってしまい，あとから振り返ったときに，「本当にこれでよかったのだろうか？」とモヤモヤの残る結末に至ってしまうこともあります。

---

point 2

意思決定のダブルスタンダードに気をつける
意思決定において，家族という集団の意思が重視され，本人よりも発言権が強い家族の意向が優先されることがある。

家族の悲しみに向き合う

薬丸 先生　川合さん夫妻の場合，僕には何ができるのでしょうか？

清水 先生　簡単ではないかもしれませんが，厳しい状況を否認しようとしている奥さんが，現実と向き合うために，奥さんに悲しんでもらうことが大切です。

薬丸 先生　でも，先ほど先生がおっしゃったように，奥さんのケアをしようとしても，「私のことはいいから，夫を励ましてあげてください」と言われてしまいそうです。

清水 先生　確かに，正面から「奥さんのケアをさせてください」と言っても断られてしまうでしょうね。そういうときに私がときどき行うのは，「患者さんのケアの参考にしたいので，ご家族から見た患者さん本人の最近の様子を教えていただけませんか？」と尋ねる方法です。

自らのケアに抵抗がある家族も，「本人のケアの参考になるならば」と思って，時間をとってくださいます。そして，「最近元気がなくて心配でたまらない」，「もともとはこんな人じゃなかったのに，どうしちゃったんだろう」と，ご本人の様子を描写するなかでご家族の心配や悲しみが言葉になり，涙を流されたりします。

さらに，「以前はどんな方だったのですか？」と尋ねれば，ご本人との過去の思い出話をしてくれたりします。これが結果的にはご家族のケアにつなが

り，面談の最後には「先生と話せて，なんだか気持ちがラクになりました」
とおっしゃったりします。

この方法で面談を繰り返せば，ご家族も本人のケアの役に立つという感覚を
もちながら，ご家族自身のケアができるわけです。

薬丸 先生　なるほど，それはよい方法ですね！

┌─ point 3 ─────────────────
間接的な家族のケアを考える
家族自身がケアを受けることに抵抗がある場合，家族から見た本人
の様子を語ってもらうことが，間接的に家族のケアにつながる。
└─────────────────────────

家族が「本人にはつらい情報は伝えないでほしい」という場合

清水 先生　「本人に厳しいことは伝えないでほしい」，「本人には頑張って治療を続けて
ほしい」という家族の意向は，なかなか変わりません。

なぜなら，家族は本人の気持ちを，実際よりもつらいほうに想像することが
あります。「自分が耐えがたいと感じていることは，本人も耐えがたいに違
いない」と錯覚してしまうのです（※1）。

川合さん夫妻の場合，ご主人は「自分にどれぐらい時間が残っているのか，
工務店の継承のことも考えたいので，知りたい」と思っていても，奥さんは
「残されている時間について本人が感づいたら，きっと絶望してしまう」と
思い込んでいます。

こういうときは，まずはご家族の心配について十分に聞いたうえで，「伝え
ないことによるデメリット」について，一緒に考えるとよいでしょう。

薬丸 先生　伝えないことのデメリット？

清水 先生　例えば，残された時間について考える機会すらないと，患者さんは情報が少
なすぎて疑心暗鬼になってしまいます。「"その時"は1年後かもしれないし，
3年後かもしれないし…，もしかしたら1カ月後かもしれない」と思うと背
筋が寒くなるでしょう。しかも，本人がそのことを尋ねても医療者が答えを
はぐらかしたとしたら，不安はなおさら大きくなります。

予後の予想はもちろん難しいことだと思いますが，現状をきちんと見据え
て，本人，家族と医療者が協力関係を結べるほうが，よいこともたくさんあ

※1：専門用語で「投影」といいます。

るわけです。

本人も知らされずに不安に包まれるよりも，残された時間を伝えられたほうが，ある程度覚悟することができ，その貴重な時間をどう使うかということに専念することができます。

---

point 4

伝えないことによるデメリットを考える
厳しい情報は一時的な苦痛をもたらすかもしれないが，情報を伝えられないと疑心暗鬼になってしまう。

多職種による連携のポイント

薬丸 先生　チーム医療という視点からは，どのように考えたらよいのでしょうか。

清水 先生　先ほど申し上げたとおり，家族は自らのケアを受けることを望んでいないことも多いので，固定した職種が行うのではなく，職種を限定せずに，家族と信頼関係を築いた医療者が家族ケアを行うのが理想です。

そして，家族の話をする機会を得た医療者が，チーム内で情報共有することは，ほかのメンバーにとって大変参考になります。

川合さん夫妻の場合，もしかしたら薬丸先生が一番奥さんの気持ちをわかっているのかもしれません。薬丸先生が知っている奥さんのやりきれない気持ちについて，チーム内で共有しておくことは大切です。

薬丸 先生　なるほど。

清水 先生　でも，いくら信頼されている薬丸先生であっても，「治療はやめたほうがいいと思います」などと，奥さんの意向に反することに触れると，怒り出してしまうこともあります。

この場合，本人やご家族に厳しい病状を伝え，治療継続に関わる意思決定を支えるにあたって大きな役割を担うのは，主治医の吉田先生ですから，薬丸先生が奥さんに働きかける前に，まずは吉田先生と相談されるほうがよいでしょう。

薬丸 先生　確かにそうですね。さっそく吉田先生にそのように伝えるようにします。

> *point* 5
>
> **家族のケア　－チーム医療のアクション－**
> ・家族ケアはチーム全体で行う。職種を限定せず，家族と信頼関係
> 　を築いた医療者が家族ケアを行い，チーム内で情報共有する。
> ・厳しい情報を伝える役割は，主治医が担うことが望ましい。

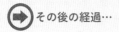 その後の経過…

　薬丸先生は，主治医の吉田先生に連絡し，川合信介さんと奥さん（真紀子さん）の状況を共有した。吉田先生は，「そうなんだ。信介さん本人が何か言おうとしても，奥さんがいつもブロックしてしまっていたからなぁ。治療をやめたいと思っているとは知らなかったよ。教えてくれて助かったよ」とのことだった。

　診察時，奥さんは開口一番，「治療を頑張らないとね」と吉田先生の前で信介さんに言った。吉田先生はいつもならば「頑張っていきましょう」と言うところを，今日は「信介さんはどう感じているのですか？」と尋ねた。すると信介さんは，「正直，しんどい。ちょっと治療を休みたいんだ」と自分の気持ちを話した。奥さんはとっても不安そうだったが，吉田先生は「体調が悪いのに無理して治療をしても，いい結果にはつながりませんからね」と伝えた。信介さんは奥さんに「いつも感謝しているよ。俺はもう覚悟ができている。あとは工務店の引継ぎをやって，真紀子と温泉に行ったりして残された日々をゆっくり過ごしたいんだ」と胸の内を伝えた。その言葉を聞いた奥さんは，目を真っ赤にしていた。

　2週間後の外来時に薬丸先生が川合さん夫妻と面談したとき，2人は穏やかな様子だった。2人の間にその後どんな会話があったかはわからなかったが，きっとお互いの気持ちを伝え合うことができたのであろう。奥さんが信介さんを無理に励まそうとすることはなかった。残された貴重な時間を2人で大切に過ごそうとしている雰囲気が感じられた。

—— *point* ——

患者さんと家族の意向が異なるときに
思い出したいポイントまとめ

1
p.195 →
家族は「第二の患者」
一般的には，家族が抱える精神的苦痛は本人以上である。

2
p.198 →
意思決定のダブルスタンダードに気をつける
意思決定において，家族という集団の意思が重視され，本人よりも発言権が強い家族の意向が優先されることがある。

3
p.199 →
間接的な家族のケアを考える
家族自身がケアを受けることに抵抗がある場合，家族から見た本人の様子を語ってもらうことが，間接的に家族のケアにつながる。

4
p.200 →
伝えないことによるデメリットを考える
厳しい情報は一時的な苦痛をもたらすかもしれないが，情報を伝えられないと疑心暗鬼になってしまう。

5
p.201 →
家族のケア －チーム医療のアクション－
・家族ケアはチーム全体で行う。職種を限定せず，家族と信頼関係を築いた医療者が家族ケアを行い，チーム内で情報共有する。
・厳しい情報を伝える役割は，主治医が担うことが望ましい。

【参考文献】
1) 大西秀樹：家族ががんになりました，法研，2016

子どもの病状を受け入れられない
家族にどう対応する？

～子どもの意向はどうなる？～

　小児患者の家族が病状を受け入れられないとき，医療チームが対応に苦慮することがあります。個人主義の文化が根づいている国では，家族がどう言おうと，本人の意向を尊重して医療が進みます。一方，日本では，ときに家族の意見が優先されることがあるでしょう。

　特に患者さんが未成年者の場合は，治療の意思決定に関して，両親の意向を重んじるために，両親の対応に悩む場面も多くあります。

　今回は，小児科の事例を通して，家族が子どもの病状を受け入れられない場合の対応を考えてみます。

―――――――――― 登場人物 ――――――――――

患者	園田あかね さん	15歳女性。きょうだいはいない。穏やかで周囲を思いやる性格。嫌なことも我慢してしまいがち。
患者の父	園田忠行 さん	40歳男性。会社員。あかねさんの治療について，自分で医学文献を読んで情報を得て，担当医には積極的に質問し，意見を強く言うこともあった。
患者の母	園田秋江 さん	36歳女性。穏やで周囲を思いやる性格だが，あかねさんの対応について不安になると，つい感情的になってしまう。
主治医	小児科 熊崎和史 先生	卒後24年目で臨床経験が豊富。患児，家族，医療スタッフともフランクに接し，冗談をよく言うが，熱い気持ちをもっている。

治療を続けるのが難しいのに，
「できる限り最善の治療を」と両親に言われてしまった…

園田あかねさんは，中学1年のときにユーイング肉腫がわかり，初回の化学療法を受けたが，治療終了後数カ月後に再発が判明した。その後も放射線治療や複数の化学療法を受けてきたが，病状は徐々に進行していた。全身に転移があり，トラベクテジンによる化学療法を受けているが，主治医の熊崎先生はこの治療が保険適用となる最後の化学療法と考えている。今回は，トラベクテジン3コース目の化学療法を受けるために入院となった。

両親の思いとして，「できる限り最善の治療をして欲しい」という希望がある。患者本人に現在の病状を説明するのはつらいため，医師からの病状告知は拒否されているため，患者本人に対して，今後近いうちに積極的抗がん治療の対象ではなくなることについて説明ができていない。

病状はさらに悪化傾向であることが見てとれ，熊崎先生としては在宅医療のための環境の調整を検討し始めたいところだが，両親の意向もあり調整が難渋している。薬丸先生は最近，あかねさんの担当となり，化学療法の説明を行うためにベッドサイドに赴いた。

園田さん親子と薬丸先生の実際のやりとり

薬丸 先生　こんにちは，あかねちゃん。今回は3回目の化学療法を受けるための入院ですね。
ここ最近の体調はいかがですか？

あかね さん　はい。最近は，腰や肩といった病気があるところに痛みがあって…。痛みのほかに，息苦しさやだるさも少しありますね。いろんな症状が出てきているから，病状も進んでいるのかも。

> 自分の言葉で，つらさをしっかり表現できているけど，体つらそうだな…

お母さん　そんな弱気なことを言ってはダメでしょ。
あかねは，抗がん薬治療を続ければ良くなるんだから。心配しなくても大丈夫よ。

お父さん　お母さんの言うとおりだよ。この病院で，しっかりと治療を受ければ，今より良くなるんだから心配いらないよ。

> あかねちゃんはつらそうなんだけど…

あかね さん　……うん。

お母さん　ところで，先ほど熊崎先生が，明日の治療は延期になるかもしれないとおっしゃっていましたが？せっかく治療を受けるために入院したのに，無理なのでしょうか。

薬丸 先生　熊崎先生から聞いていらっしゃるかもしれませんが，本日の採血の結果では，白血球や血小板の数値が基準値よりも低いため，あかねちゃんの体が化学療法を受ける準備ができていないのです。そのため，明日の投与は延期になると思います。

> この雰囲気で，病状も説明しづらいな…

お母さん　治療が延期になることはわかりました。
ただ，娘が抗がん薬治療を行うにはどのような生活の工夫を行えばよいですか？　血球や血小板を増やすようなお薬はないですか？　早く投与するに越したことはないと思うんです。

> 抗がん薬治療を続けたい気持ちもわかるけど…

薬丸 先生　あかねちゃんの血液を作る骨髄は，ずっと頑張っているので，疲れているのだと思います。
こういうときは，休む必要があるんですよね。

お父さん　娘の病状を良くするには，抗がん薬治療しかないと思うんです。どんな手を使ってでもよいので，早く治療できるような薬を検討してもらえませんか？

> ご両親の，治療をすれば必ずよくなるという思いが強いなぁ

あかね さん　私の体のことは，自分が一番わかっているよ。治療はできないんじゃないかと思う…。

お母さん	そんなことないって。今回の抗がん薬治療をすれば必ず良くなるんだから。 薬丸先生もそう思うでしょ？
薬丸 先生	……。みなさんのお気持ちは承りました。 熊崎先生ともよく相談してきます。
お父さん	薬丸先生，よろしくお願いしますよ。

> どうしたらよいんだろう…

　薬丸先生は小児病棟のナースステーションで，電子カルテに記載していた。「お父さんから，よろしくお願いしますよって言われたなぁ。結構すごみがあったからプレッシャー感じちゃうよな～。でも，化学療法は延期だろうな～。こんなときどうしたらよいんだろう…」と独り言をつぶやいていると，隣に座っていたあかねさんの担当看護師である吉村さんが話しかけてきた。

　「あかねちゃんのことね。あかねちゃん，結構病状が厳しいですよね。治療を受けるのもしんどそうだし，この前私に，ほんとうは治療はやりたくないんだって言ってた。あかねちゃんがしたいようにさせてあげたいけど…，でも，治療してほしいというご両親の意向が強くて，このままだとぎりぎりまで治療が続きそう。熊崎先生もご両親の意向に従うしかないみたいで，モヤモヤしちゃう」と吉村さんも，もどかしく感じているようで，「どうしたらいいんだろうね…」と2人で天井を見上げた。

　昼食時，薬丸先生は職員食堂で，カツカレーを食べている清水先生を見つけた。

解説
子どもの病状に向き合うのはつらい
～家族の否認～

薬丸 先生	あっ，清水先生，またカツカレーなんか食べて，太っちゃいますよ。 ちょっと相談したいことがあるのですが，隣に座ってもいいですか？
清水 先生	相談に乗ってあげてもいいですが，今後，私が何を食べようが構わないでほしいな～。
薬丸 先生	わかりました。実はですね…（小児科病棟でのやりとりについて話す）。
清水 先生	なるほど，それは確かに悩ましいし，モヤモヤしますね。

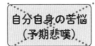

予期悲嘆（かけがえのない人がいなくなってしまうかもしれない）
という気持ちは生じて当然だが，「そんな不吉なことを考えてはい
けない」と，気持ちを押さえつける（否認する）家族も多い。

図1　家族の2つの立場

薬丸 先生
あかねちゃんは状況がわかっているし，もうそんなに無理をしたくはなさそ
うに見えます。しかしご両親は，なんとか化学療法を頑張ってほしいと言っ
ていて…。僕はどうしたらよいのでしょうか。

清水 先生
そうですねぇ。それでは，ちょっと整理してみましょう。
あかねちゃんの対応が難しいのは，どうしてでしょうか。

薬丸 先生
あかねちゃんはもう治療を続けたくないと思っている一方で，ご両親は頑
張って治療をしてほしいと思っているからではないでしょうか。
看護師の吉村さんや僕は，あかねちゃんの気持ちもわかるので，あかねちゃ
んの好きなようにさせてあげたいけれど，ご両親の強い意向を無視できな
い，というところでしょうか。

清水 先生
そのとおりですね。あかねちゃんは未成年だから，この場合，保護者である
ご両親の意向が強く働きますよね。ただ，ご両親は「治療を頑張ったら，必
ず良くなる」と言っていましたが，これは現実的な考え方ですか？

薬丸 先生
いや，そうではないですよね。トラベクテジンの治療も，効果がどれぐらい
見込めるかはわからないです。僕だったら，そんなにつらい思いをしてまで，
治療を受けようとは思わないな～。

清水 先生
ですよね。ある意味，ご両親は「あかねちゃんの病気が進行して，いずれは
死を迎えざるを得ない」という現実を認められない。以前お話ししましたが，
否認しているわけです（CASE 01 の「否認」を参照，p.23）。
しかし，ご両親の気持ちも理解できますよね。かけがえのない家族との関係
を「愛着」と言ったりしますが，あかねちゃんはご両親2人の人生において
なくてはならない存在であり，あかねちゃんがいなくなることを認めたくな
いという気持ちになるのも無理がないことです。
図1に示すように，重篤な疾患をもつ患者さんのご家族には，2つの立場が
あります。1つは「患者さんをケアする人」という立場です。もう1つは，
かけがえのない人を失うかもしれないという恐れ，これを「予期悲嘆」と

言ったりしますが,「苦悩を抱える人」という立場です。

ご家族にとって,そのかけがえのない人がいなくなるということは考えるのも不吉で恐ろしいことであり,あかねちゃんのご両親のように,現実を否認することが,しばしば起こるのです。

薬丸 先生　なるほど…。

清水 先生　ただ,ご両親が否認していることによって,あかねちゃんが望んでいない治療を受けなければならない,もしかしたらあかねちゃんには今のうちにやっておきたいことがあるかもしれないのに,その時間をもつことができないということは,やはり問題となるでしょうね。

薬丸 先生　では,どうしたらよいのでしょうか。

---

point 1

患者の家族には 2 つの立場がある

・「患者さんをケアする人」という立場と,かけがえのない人を失うかもしれないという恐れ(予期悲嘆)を抱えた「苦悩を抱える人」という立場がある。

・予期悲嘆を押さえつけ,否認する家族も多い。

患者が未成年の場合は特に,家族の意向が優先されがちである

清水 先生　これはとっても難しい状況ですね。

ご両親を傷つけないように対応すれば,積極的治療を進めることになる。一方で,そうするとあかねちゃんがつらくなる。

あかねちゃんの「治療をしたくない」という気持ちを尊重するには,ご両親の認めたくないという気持ちと真っ向から対立することになる。

あかねちゃんが成人だったら,本人の意向を大切にすると考えやすいのですが,あかねちゃんは未成年です。

薬丸 先生　患者本人の意向と家族の意向が異なる。しかも,保護者であるご両親の意向が強く働くというのは,あかねちゃんからすると,とてもやりきれないのではないでしょうか。

清水 先生　そうですね。これがもし欧米だったら，ご両親の気持ちがどうであれ，迷わずに本人の気持ちを尊重した医療が行われるようになると思います。欧米には，個人の意思決定の権利を尊重する文化的な基盤がありますからね。

　　臨床倫理に詳しい，多田羅竜平先生に教えてもらったのですが[1]，1985年にギリック裁判とよばれる英国の裁判がありまして，敬虔なクリスチャンであるギリック夫人が，自分の同意なく14歳の子どもに避妊のための処置・処方をしないよう医療機関に求めて訴訟を起こしたんです。最終的には，医療機関側が勝訴し，医療行為に同意するための判断能力があるとみなされる場合は，子どもが単独で医師の治療に同意することを認める判決が下されたそうです。

　　そして，1998年に世界医師会（WMA）で採択された「ヘルスケアに対する子どもの権利に関するWMAオタワ宣言」において，「小児患者およびその両親あるいは法定代理人は，子どものヘルスケアに関するあらゆる決定に，積極的に情報をもって参加する権利を有する。子どもの要望は，そのような意思決定の際に考慮されるべきであり，また，子どもの理解力に応じて重視すべきである。成熟した子どもは，医師の判断によりヘルスケアに関する自己決定を行う権利を有する」と，成熟した子どもは医療上の意思決定の権利を有するといったことが明示されています。

薬丸 先生　へぇ〜，欧米では親の意向よりも，子どもの意向が優先されるのですね。

清水 先生　しかし，日本では，法律では個人主義が謳われていますが，潜在的には家族主義というか，家族の意向，家族のなかで力をもっている人の意向を重視する傾向があります。これは，日本の文化が，個人より家族という集団を尊重する傾向があるからなのだと思います。

　　子どもが単独で治療に同意する権利について，コンセンサスが得られているとはいえないのが現状でしょう。子どもの意見を尊重することに賛成する人は多いとしても，15歳の子どもの医療に対して，親の意向に反する治療方針を選ぶことは，違和感があるのではないでしょうか。

薬丸 先生　確かにそうですね。

　　もし，「あかねちゃんが治療をしたくないと言っているので，治療はしません」などとご両親に伝えたら，烈火のごとく怒られるでしょうから，慎重にならざるを得ないでしょうね。

清水 先生　おそらくこのようなケースは，多くの場合，両親の意向が優先され，担当医をはじめとして医療者は「頑張って治療しようね」と，最後まで本人を励まし続けるのが実態だと想像します。

CASE
15
小児患者の家族のケア

┌─ point 2 ─────────────────────────────┐

日本では家族の意向が優先される

・欧米では，たとえ未成年であったとしても，子どもの意向も意思
決定の際に子どもの理解力に応じて重視すべきであるとされ，医
療上の意思決定の権利を有する。

・日本においては，子どもの意見を尊重することに賛同はするが，
親の意向に反する治療方針を選ぶことに違和感をもち，親の意向
が優先されることが多い。

└───────────────────────────────────────┘

多職種による連携のポイント

薬丸 先生　なんだか悲しいですね。そんなことでよいのでしょうか。

清水 先生　私も同じ気持ちです。あかねちゃんの意向が優先される医療であってほしい
ですね…。

ただ，そうした思いだけでは進まない現状はたくさんあります。主治医をは
じめとした医療者が，両親の強い否認と対決することは簡単なことではない
ので，両親の意向に沿うような現実的な対応をとる医療者を批判する気には
なれません。

薬丸 先生　しかし，それではあんまりだなぁ。

あかねちゃんの意向が，ないがしろにされたままじゃないですか。

そんなことでよいのでしょうか？

清水 先生　では薬丸先生に聞きますが，あかねちゃんのお父さんの「娘の病状を良くす
るには，抗がん薬治療しかないと思うんです。どんな手を使ってでもよいの
で，早く治療できるような薬を検討してもらえませんか？」という質問をも
ち帰ったと思いますが，今度はどう答えますか？

「治療効果はそれほど望めないし，あかねちゃんは治療をしたくないと言っ
ています。なので残りの時間の過ごし方を考えましょう」と言えますか？

薬丸 先生　…………それは……。

清水 先生　ちょっと意地悪な質問だったかもしれませんね。

今回のベッドサイドにおける薬丸先生の対応は，ご両親の否認に逆らわな
かったのですが，これでよかったのだと思いますよ。

医療チームがご家族の否認と対峙する場合は，治療方針の決定権がある主治
医が，腹を決めてご家族と向き合う必要があるのです。薬剤師や看護師，私

たち精神科医もそうですが，主治医をねぎらうとともに，ご家族の傷つきを
ケアするような役割を担うほうがよいのです。

薬丸 先生

なるほど…。

清水 先生

今後，どうアクションするかは熊崎先生次第ということもありますが，まず
は医療チームで今話し合ったようなことを共有したらどうでしょう。
「あぁ，自分たちはこういうジレンマを抱えているんだな」と理解できたほ
うが，なんとなくモヤモヤしているよりはよいでしょうし，モヤモヤが暴発
しないですむことにもつながります。

薬丸 先生

モヤモヤが暴発？　それは，どういうことでしょうか？

清水 先生

例えば，ドラマなどで描かれがちなのですが，若い医師が気持ちを抑えきれ
ず，「お父さん，お母さん，あなたたちはあかねちゃんの気持ちと向き合っ
ていない！」と，ご両親に感情的に接するようなパターンです。
こういった両親への荒療治が，ドラマでは状況をよい方法に動かすことがあ
りますが，現実は必ずしもそうとも限りませんから。

薬丸 先生

確かにそうですね。
カンファレンスをすることになったらぜひ先生も参加してください。

清水 先生

いいですよ。

---

point 3

家族の否認への対応　−チーム医療のアクション−

・医療チームで，家族が子どもの病状を否認していること，そのた
めに患者本人と家族で治療方針の意向が異なっていることを共有
する。

・治療方針の決定権がある主治医が，腹を決めてご家族と向き合う
必要がある。

・主治医以外の医療スタッフ（薬剤師，看護師，精神科医など）は，
主治医をねぎらうとともに，ご家族の傷つきをケアする役割を担
うとよい。

・カンファレンスを通して，医療スタッフ自身もジレンマを抱えて
いることを理解することで，モヤモヤが暴発しないですむ。

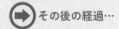その後の経過…

　薬丸先生は，清水先生と話し合ったことを看護師の吉村さんに伝えた。吉村さんも「これはカンファレンスを開いたほうがいいですね」と言い，熊崎先生，病棟看護師，薬丸先生，清水先生も参加して，カンファレンスが開かれた。

　カンファレンスでは，①あかねさんは状況を理解しているであろうこと，②あかねさんは積極的抗がん治療の継続は望んでいないこと，③一方で，ご両親は現実と向き合えておらず積極的治療の継続を希望しており，④その背景には否認という心理があること ── が共有された。

　吉村さんが熊崎先生に「先生からご両親にびしっと言ってもらえないでしょうか？」と言うと，熊崎先生は「バカ言え～。そんなことやったらあのご両親怒り狂って，病棟全体がハチの巣をつついたような騒ぎになるで～。それでもええんか？」と顔をしかめた。吉村さんはそれ以上何も言えなくなり，カンファレンスの場は重苦しい雰囲気に包まれた。熊崎先生は「まあ考えとくわ～。気が進まんけど」としぶしぶ口を開いた。

　清水先生からは，ご両親の否認が強く，現状ご両親の意向に沿って状況が進んでいるのは，人間関係におけるこころの動きを考えると当然である，という意見が伝えられた。そして，トラベクテジンの治療効果が認められなくなった頃のタイミングで，熊崎先生からご両親に，積極的抗がん治療を継続するデメリットを具体的に示したうえで，苦痛緩和に専念し，これからの療養について考えていただくように，時間を確保してしっかりお伝えするのは一案だと言った。熊崎先生は「わかりました。あんま気が進まんけど，それはワシの役割やな。ヨッシャ，次は腹くくって話すわ」とくいしばるように答えた。

＜2日後のベッドサイドにて＞

（あかねさんの病室から，大声が聞こえてきたので，熊崎先生と吉村さんが病室に向かった。）

あかね さん

もう頑張れとか言わないでよ。治療をやってもつらいだけで，全然状況はよくならないじゃない。

私もこの病気が長いから，最後はどうなるかは知っているのよ。友達も皆，だんだん体力がなくなって，最後は個室で治療を受けるようになって，旅立っていった…。

私もそう遠くないことはわかっているの。だからもう治療を頑張れなんて言わないで。最後は好きなことをさせてよ！

| お母さん | あかねちゃん，そんなこと言わないで…。 |

| お父さん | 弱気になってはダメだろう……。 |

| あかね さん | 現実に目を向けずに弱気になっているのはお父さんよ。
お願い，もう気休めは言わないで…（泣）。 |

| お母さん | ……。 |

| お父さん | ……。 |

| 熊崎 先生 | お父さん，お母さんのお気持ちもわかりますが，あかねちゃんもしっかり自分のことを考えているのだと思います。
ここはあかねちゃんの希望どおりにしませんか。あかねちゃんもいろいろとやりたいこともあるのでしょう。つらい症状を抑えて，そのことをできるようにしましょうや。 |

　　しばらく沈黙が流れた。泣いているあかねさんから強い決意が伝わってきたのか，母親は涙ぐんでいたが，「お父さん，あかねちゃんの言うとおりにしましょう」という言葉があり，父親は黙ってうなずいた。
　　抗がん薬治療は中止となり，翌日，あかねさんは退院。急いで在宅医療の手配が進められた。

＜その後の職員食堂にて＞

| 薬丸 先生 | 清水先生，今日はお蕎麦ですね。ダイエットですか？ |

| 清水 先生 | うるさいなぁ。だからほっといて，と言ったでしょう。 |

| 薬丸 先生 | 話は変わりますが，あかねちゃんのことを聞きましたか？ |

| 清水 先生 | 知ってるよ。ついに感情が爆発したんだってね。おとなしい子かと思っていたけど，芯に強さをもっていたんだね。
自分の気持ちを両親に伝えられて，本当によかったよ。 |

| 薬丸 先生 | そうですね。あかねちゃん，簡単ではないかもしれませんが，ご自宅で穏やかな時間を過ごしてほしいな。
それと，ご両親もどうされているかなぁ…気になります。 |

| 清水 先生 | お母さんは泣いていたそうですが，泣くということは，喪失を感じたという |

こと。ご両親もあの瞬間から，やっとあかねちゃんとお別れするこころのプロセスに入ることができたのだと思うな～。

思いがけない出来事だったけど，ご両親の悲嘆という観点からも，否認したまま突然いなくなってしまったら，その後のこころのやり場がなくなってしまうんじゃないかなぁ。最後の時間を大切に過ごすことで，時間がかかるかもしれませんが，その後の人生を生きていこうという気持ちになれるのではないかな…。子どもを失う親の悲しみは計り知れないですが，ご両親の人生に安らぎがまた訪れることを願っています。

薬丸 先生　…（涙）。

清水 先生　薬丸先生どうしたの？

薬丸 先生　自分にも子どもがいるので，あかねちゃんのご両親の気持ちになってみたら，泣けてきちゃったんです。
あ～，早くがんが"治る病気"になってほしいな。ちきしょー。

清水 先生　薬丸先生がそこまで感情を出すのは珍しいけど，本当にそうだね。

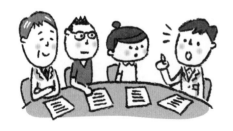

— *point* —

子どもの病状を受け入れられない家族と接するときに 思い出したいポイントまとめ

$\frac{1}{\text{p.208}}$ →   **患者の家族には 2 つの立場がある**

- 「患者さんをケアする人」という立場と，かけがえのない人を失うかもしれないという恐れ（予期悲嘆）を抱えた「苦悩を抱える人」という立場がある。
- 予期悲嘆を押さえつけ，否認する家族も多い。

$\frac{2}{\text{p.210}}$ →   **日本では家族の意向が優先される**

- 欧米では，たとえ未成年であったとしても，子どもの意向も意思決定の際に子どもの理解力に応じて重視すべきであるとされ，医療上の意思決定の権利を有する。
- 日本においては，子どもの意見を尊重することに賛同はするが，親の意向に反する治療方針を選ぶことに違和感をもち，親の意向が優先されることが多い。

$\frac{3}{\text{p.211}}$ →   **家族の否認への対応 －チーム医療のアクション－**

- 医療チームで，家族が子どもの病状を否認していること，そのために患者本人と家族で治療方針の意向が異なっていることを共有する。
- 治療方針の決定権がある主治医が，腹を決めてご家族と向き合う必要がある。
- 主治医以外の医療スタッフ（薬剤師，看護師，精神科医など）は，主治医をねぎらうとともに，ご家族の傷つきをケアする役割を担うとよい。
- カンファレンスを通して，医療スタッフ自身もジレンマを抱えていることを理解することで，モヤモヤが暴発しないですむ。

【参考文献】
1) 多田羅竜平：7. 子どもたちに自己決定権はあるのだろうか. 子どもたちの笑顔を支える小児緩和ケア, 金芳堂, pp43-48, 2016

悲しみから抜け出せない人に
どんな言葉をかけてよいか，
わかりません…。

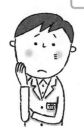

CASE

16

大切な人の死から立ち直れない人に何ができる？

～遺族のケア～

　本ケースでは,遺族のケアについて考えてみます。自分にとって大切な人を失うという体験は,最も耐えがたいことの一つです。

　人によっては,そのつらさは簡単に癒えるものではなく,苦しみが長く続くことがあります。そして場合によっては,あなたが関わるたびに強い悲しみを表し,過去を後悔し,自らを責める遺族もいるかもしれません。そういった遺族の傍にいることは簡単なことではないのかもしれませんが,寄り添おうとするあなたの存在は大きな力をもちます。

=== 登場人物 ===

患者	安田裕子 さん	65歳女性。工務店の事務をしている。明るいが, 心配性。重要な局面では夫に頼ってきた。
患者の夫	安田健一 さん	70歳男性。小さな工務店の社長。体力が許す範囲で仕事は続けている。

「遺品の中で一日中泣いて過ごしている」という患者さんに，かける言葉が見つからない…

安田裕子さんは，2年前の6月に直腸がんと診断され，手術と6カ月間の術後補助化学療法を受けた。裕子さんが術後補助化学療法を開始した直後に，夫の健一さんが切除不能のすい臓がんに罹患したことがわかり，裕子さんは自身のがん罹患と夫のがん罹患という2つの問題に直面することとなった。2人の娘のサポートもあり，裕子さんは自分自身の補助化学療法を終えたが，その後まもなく健一さんは1年の治療経過ののちに亡くなっている。

薬丸先生は補助化学療法のときに裕子さんを担当し，裕子さんは話を優しく聞いてくれる薬丸先生を頼りにしていた。健一さんが亡くなった1カ月後の外来で裕子さんを見かけ，薬丸先生が声をかけたところ，身の上話をして涙を流された。なかなかこんな話をできる人がいないとのことで，薬丸先生は「いつでも声をかけてください」と伝えたところ，3カ月に1回のフォローアップ外来を受診するたびに薬丸先生に声をかけるようになった。

裕子さんと薬丸先生の実際のやりとり

＜外来待合にて＞
（薬丸先生を呼び止める声があり，振り向いたら裕子さんがいた。）

裕子 さん 薬丸先生，こんにちは。

薬丸 先生 あ，裕子さん，お久しぶりです。
お元気そうですね。今日は定期の通院ですか？

裕子 さん そうです。先生の姿が見えたので，お忙しいとは思いましたが，声をかけました。
先生に会えてよかったです。

> 声をかけてもらえてよかった。
> その後の様子が気になっていたんだ…

薬丸 先生 そうでしたか。お顔を拝見できて，私も嬉しいです。
その後，どうされていますか？

裕子 さん やっぱり，いつも主人のことを思い出すんです。
あ，これ好きだったなとか，ここに行ったなとか。もっといろいろしてあげられたかなとも思います。

薬丸 先生 そうなんですね。裕子さん，ご自身が闘病中にもかかわらずいろいろお世話をされていましたね。

裕子 さん でも，もっといろいろできたんじゃないかなとか，いろいろしてあげなければならなかったかなって思うんです。病名を聞いたときからもう治らないということはわかっていましたからね。薬丸先生，私は悪い妻だったのでしょうか？

> よくお世話をしていて，まったく悪いことなんてないのに…

薬丸 先生 そんなことあるわけないでしょう。

裕子 さん そう言っていただけると少しだけホッとします…。でも，あの人が居なくなったら，なんだかこころにぽっかりと穴が開いてしまったようで…。（沈黙して，一点をぼーっと見ている感じ。）

> 話が途切れたけど…どうしたのかな？

薬丸 先生 裕子さん？

裕子 さん ごめんなさい，いろいろ思い出しちゃって（涙ぐむ）。本当に私どうにかなってしまったみたいです。今でも遺品の中で一日泣いて過ごしています。
もう一周忌も過ぎているのに，納骨もできず…。前を向かなければならないのはわかっているのですが，生きる気力も湧いてこないのです（涙）。

> ずいぶん長い間，悲しんでいるみたい…何と声をかけたら…

薬丸 先生 ……。

> 話が終わってしまったけど，よかったのかな？　心配だな…

裕子 さん 先生のお時間をいつまでもとってもいけませんね。ありがとうございました。

薬丸 先生 はい…。どうぞお気をつけて。

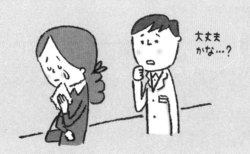

大丈夫かな…？

薬丸先生は裕子さんと別れた後も，一日中，健一さんの遺品に囲まれて涙に暮れている彼女の姿を想像して心配になった。

彼女はいつ立ち直るのだろうか？　裕子さんは薬丸先生と話すことをいつも楽しみにしてくれているが，ただ話をするだけでよいのだろうか？　医療者として何かできることはあるのか？　そんなとき，ちょうど外来化学療法室でカルテを書いている清水先生を見つけたので，薬丸先生は声をかけた。

解説
悲しみが癒えない遺族への関わりとは？

薬丸 先生　清水先生，患者さんのことで一つご相談があるのですが…。

清水 先生　なんですか？　いいですよ。

薬丸 先生　ご主人がなくなって1年経ってもずっと悲しみに暮れているご遺族の方の相談にのっているのですが，僕はどうしたらよいのでしょうか？

清水 先生　薬丸先生，ご遺族のケアまでしているの。守備範囲が広いね〜。

薬丸 先生　厳密に言うと，僕が担当していた患者さんのご主人が亡くなられて，いつの間にかご主人のお話をするようになったのです。
とっても献身的にご主人のお世話をしていたにもかかわらず，いつもご自身を責めていて，悲しみに暮れているのです。

清水 先生　そうなんですか。どんな状況か，詳しく教えていただけないでしょうか。

薬丸 先生　はい。（安田さんご夫妻のことについて説明する。）

清水 先生　なるほど。裕子さんはまだまだ健一さんを失った強い苦しみが癒えていないのですね。そして薬丸先生はご自身の役割について悩んでいるのですか？

薬丸 先生　そうなんです。何かできることはないのかなって…。

清水 先生　それではまず，大切な人を失ったご遺族の心理について考えてみましょうか。そうすると薬丸先生のモヤモヤが少し晴れるかもしれません。

薬丸 先生　お願いします。

大切な人を失うことにより，人生の基盤がゆらぐ

清水 先生　まず，大切な人を失ったらどうして悲しいのでしょうか？
その苦しみは，どういうものなのだと思いますか？

薬丸 先生　えっ，そりゃあ，好きな人が死んじゃうんですから，悲しいに決まっている
じゃないですか。

清水 先生　まぁそうなのですが…，専門的には大切な人やペットを失ったことにより，
その人の基盤がゆらぐのです。専門用語では「悲嘆（グリーフ）」といいます。

薬丸 先生　その人の基盤がゆらぐ…。
そういえば裕子さんも「こころにぽっかりと穴が開いた」と言っていたなぁ。

清水 先生　私たちは，大切な人や動物との間に築く，特別な情緒的な結びつきに支えら
れて生きており，この情緒的な結びつきを「愛着（アタッチメント）」とい
います。愛着の原型は，小さな子どもにとっての両親なんです。
愛着の対象となる人は，その人にとって，①人生の一部であり，②安全基地
の役割を果たしていることもあります。ですから，亡くなった人との結びつ
きが強ければ強いほど，その人を頼っている気持ちが大きければ大きいほ
ど，こころに開いた穴は大きいことになります。

薬丸 先生　裕子さんは健一さんのことを愛していたし，頼っていた。
だから，こころにはぽっかり穴が開いてしまった…。

清水 先生　そうです。もしその人を愛していたとしても，心理的に自立することができ
ていれば立ち直りも早いですが，その人にいろんな意味で依存していると，
新たな一歩を踏み出すための道のりは長くなるのかもしれません。
心理的に自立し，配偶者とは対等のパートナーとしての立ち位置をとるよう
な結婚もある一方，ある意味，父親の代わりになるような人と結婚するよう
な関係性もありますが，裕子さんは後者に近いのかもしれません。
そうすると，裕子さんは大切な人を失った悲しみと向き合うだけでなく，今
まで取り組んでいなかった独り立ちという課題にも同時に取り組まなければ
ならず，これからの道のりが大変かもしれません。

悲嘆のプロセス
～急性の悲嘆から統合された悲嘆へ～

薬丸 先生 これからの道のり？　それはどのようなものなのでしょうか。

清水 先生 ある程度の見取り図（図1）はあります[1]。

まず，大切な人が亡くなった直後の状況を「急性悲嘆」といいます。「急性悲嘆」の状態は，母親が突然目の前から居なくなってしまったときに幼い子どもが混乱する心理に例えられることもあります。

非常に感情が高ぶった状態で，その人を恋しく思う気持ち（思慕）や会いたいと切望する気持ちでこころが占められ，その人がいないことを嘆き悲しみます。頭ではその人が亡くなったことを理解していても，こころはまだそのことを「信じられない」ので，受け入れたくないと思っています。そのため，「亡くなったはずの人の声が聴こえた」，「その人の姿が見えた」という現実的には考えにくいようなことも，多くの方が体験しています。

しかしながら，そこかしこで「もうあの人はこの世にはいないのだ」という事実に直面しますので，遺族は激しいこころの痛みを感じ，ほかのことは何も考えられなくなります。

この苦しみに対して，現実を見ないようにしようとする傾向もあり，例えば亡くなった人と一緒に取り組んだことや，訪れた場所を避けることもあります。故人が亡くなった病院には，なかなか遺族が足を向けられないこともありますが，そこにはまさにその人にとって最も苦しく悲しい記憶が詰まっているので，無理もないことです。

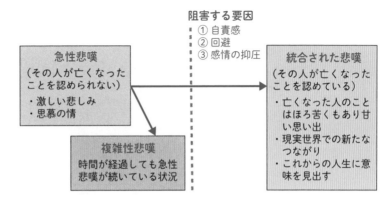

図1　悲嘆のプロセス
〔M. キャサリン・シア，他：トラウマティック・ストレス，15（2）：113-128，2017 を参考に作成〕

薬丸 先生　その人を恋しく思う一方で，その人がこの世にはいないという現実に直面する…。切ないですね〜。

清水 先生　このような激しい感情の状態が急性悲嘆の状態ですが，一般的にはこれは通常は持続せずに徐々に落ち着いていきます。
「信じられない」という感覚も徐々に薄れ，「あの人は本当に亡くなってしまったんだ」，「もう二度とこの世には戻って来ないんだ」ということを認められるようになります。こうして「統合された悲嘆」の状態に到達します。その人の頭のなかを思慕の情でいっぱいにしている初期状態が変化し，亡くなった人たちの記憶はほろ苦くも甘いものとして，私たちのこころのなかに納まります。そうすると，もう一度，これから続く人生に目的意識を取り戻し，生きる意味を見出すことになるわけです。そして，幸せの可能性とともに，ほかの人たちとのつながりを再び感じることができるようになります。

― point 1 ―

統合された悲嘆に至るまでの3つの課題
① その人が亡くなったことを認める。
② 故人とのつながりを築き直す（ほろ苦くも甘い思い出）。
③ 自分自身の新たな将来を描く。

なかなか悲嘆のプロセスから回復しない人のこと

薬丸 先生　なるほど。僕も幾人かのご遺族を知っているので，説明していただいたその道のりはなんとなく想像できる気がします。
しかし，裕子さんは1年過ぎてもまだこれからの人生への目的意識を取り戻されていないように思います。

清水 先生　"統合された悲嘆"に至る時間は個人差があるのです。死別から6カ月以上経っても急性悲嘆の状況が続く人を複雑性悲嘆といいますが，その割合は16〜40％[2]という報告があり，個人差があります。

薬丸 先生　そのような個人差は，どこからくるのでしょうか。

清水 先生　いくつかの研究がリスク因子を示していますが，①死別がその人にとってどの程度インパクトがあるのか，②精神的な立ち直りを阻害する要因，の2つに分けると考えやすいでしょう。
前者についてはすでにお話ししたとおり，亡くなった人との結びつきの強さと，その人をどの程度頼っていたかによって規定されます。

後者の精神的な立ち直りを阻害する要因としては，①過度の自責感，②回避，③感情の抑圧，などがあります。

薬丸 先生　なるほど。そうすると裕子さんの場合は，過去のご自身を責めていることが気になりますね。

清水 先生　そうですね。また，遺品に囲まれているというのも，健一さんの存在を感じ続けていたいということですから，②の回避にあたるかもしれません。

> — *point* 2 —
> **精神的な立ち直り（こころの回復）を阻害する因子**
> 次のようなこころのあり方は，悲嘆からの回復を阻害する。
> ① 自責感：遺族が過去の自分を責める。
> ② 回　避：その人が亡くなったことを考えないようにする。
> ③ 抑　圧：悲しみなどの感情を押し込める。

悲嘆のケアとは？

薬丸 先生　裕子さんのこころの回復に時間がかかることは，なんとなく理解しました。裕子さんが立ち直るには，どのくらい時間が必要なのでしょうか。

清水 先生　どれくらい時間が必要か？　なかなか難しい質問ですね。
過去の研究では，1年を超えても複雑性悲嘆が続いている人は，その後もなかなか改善しないことを示唆する研究があります[3]。もしかしたら，ある日，立ち直りの兆しがみえるかもしれないし，さらに1年経ってもあまり変わっていないかもしれない。

薬丸 先生　なんと，先行きはそのように不透明なのですね。
僕は裕子さんに会って話すことくらいしかできませんが，何か裕子さんの役に立っているのでしょうか？

清水 先生　それはとっても役に立っていると思いますよ。まず何より，薬丸先生との会話のなかで，健一さんが亡くなったことを認めており，その悲しみをきちんと表すことができていることです。これは悲嘆のプロセスを進める大きな手助けになっているでしょう。
もう一つは，大切な支えを失って孤独感を感じている裕子さんにとって，薬丸先生とのつながりは支えになっているでしょう。健一さん亡き後の，荒涼とした世界に，ちょっとだけあたたかさを感じられる場所，それが薬丸先生の存在なんだと思います。

| 薬丸 先生 | 荒涼とした世界の中のあたたかさ…，なるほど…，僕はそんな役割を果たしているのですね。
一方で，先ほど先生がおっしゃられた裕子さんの自責感と，遺品に囲まれて現実と向き合うことを回避していることが気になります。
例えば，遺品を片付けるように強く勧めたらよいのでしょうか？ |
|---|---|
| 清水 先生 | 裕子さんはこのままではいけないことはわかっていて，でもそれができないでいるわけです。もし，ここで「遺品を整理しなさい」と言われたら，できていないことを薬丸先生にも責められていると感じるかもしれません。
そうではなくて，以前「共感」のときに説明しましたが，裕子さんの気持ちを理解しようとすることが大切です。「遺品を整理しなければならないことがわかっていても，それができないんですね」というふうに，裕子さんの気持ちを言葉にして伝えることが大切です。 |
| 薬丸 先生 | なるほど。では，自責感についてはどうでしょうか？ |
| 清水 先生 | 薬丸先生はすでに，裕子さんが「とても献身的にお世話されていた」ことを保証されています。
さらに踏み込むとすると，専門的なカウンセリングでは，「私も多くのご夫婦を知っているが，安田さんご夫妻ほど支えあった人はなかなかいない」というふうに，少し根拠をもって保証してみたり，「裕子さんは日々悩まれながら全力を尽くしておられたと思う。あのときの裕子さんに，それ以上のことができただろうか？　それ以上のことを求めるのは酷ではないか？」と，ご本人が過度に自分を責めている考えに対して反証したりします。
あるいは，「健一さんにもしもう一度会えるとしたら，申し訳ないと思っている裕子さんにどんな声をかけると思いますか？」というふうに尋ね，あくまでも想像の世界ですが，やさしい健一さんをイメージしてもらって，「きっと健一さんなら『裕子，あなたは十分やってくれたよ』と言うかもしれませんね」とお話しすると，自責感が和らぐこともあります。 |
| 薬丸 先生 | カウンセリングでは，そんな技があるのですね。興味深いですね。 |
| 清水 先生 | はい。しかしそれでも，なかなか自責感は消えないことも多いです。
自分を責めていることはつらいですが，たとえそういう形でも故人とつながっている実感が得られるので，悲嘆が強いときはそこからなかなか抜け出すことができない場合があります。 |
| 薬丸 先生 | なるほど～。自責感はなかなか根が深いのですね。
でも，先生に解説していただいて，少しモヤモヤが晴れてきました。 |

裕子さんの道のりはまだどれくらい続くかわかりませんが，僕なりにあたたかい場所を提供し続けたいと思います。

清水 先生　はい。サポートする側も早く元気になってもらおうと焦らず，あたたかく見守り続けることが心構えとして大切だと思います。

他職種による連携のポイント

薬丸 先生　チームで取り組むこととして，意識しておいたほうがよいことはありますか？

清水 先生　はい，2点強調しておきたいことがあります。

1点目は，大切な人が亡くなる前から，遺族ケアは始まっているということです。もし病状が重篤な患者さんがいらっしゃったら，①状況が厳しいことをご家族にきちんと伝えてお別れのプロセスを始めてもらう（予期悲嘆）こと，②家族が決めなければならないことについて自責感をもたないように配慮すること，などがあります。

後者について，例えばご本人が自分で決められない状況になったとき，（Do Not Attempt Resuscitation；DNAR）を含めて積極的治療を続けるかどうかについて，家族に判断を求めることがあります。どの選択肢を選んだとしてもご本人はその後亡くなってしまうので，あとから振り返って「あのときの決断は間違っていたのではないか」という後悔が残ってしまうわけです。このときに主治医や医療者が「難しい決断をよくされました。悩まれた末のご家族のご判断は正しいと思う」とか，「私もそうすると思う」と声をかけてくれるだけで，家族は救われるのです。

---

point 3

大切な人が亡くなる前から，遺族ケアは始まっている

患者さんが亡くなる前から遺族のケアは始まり，以下の2点に留意する。

① 状況が厳しいことをご家族にきちんと伝えて，お別れのプロセスを始めてもらう（予期悲嘆）。

② 家族が決めなければならないことについて，罪悪感をもたないように配慮する。

薬丸 先生　なるほど，「病状が重篤な方への対応は遺族ケアを意識して！」ということですね。新たな視点をもらいました。

清水 先生　もう1点は，うつ病に注意するということで，悲嘆が続いている遺族の方にはうつ病が合併する頻度が非常に高いです。

もし，①１日の大部分で気持ちがふさぎ込む，②さまざまなことに興味がもてない（人に会いたくないしテレビも見たくない，など）のいずれかの兆候が２週間以上続いていたら，専門家への受診を勧めてください。その際もあたたかい存在であることを忘れずに，「あなたは精神的に病んでいる」というニュアンスではなく，「あなたにとって大切な○○さんが亡くなったので無理もないことだが，相当疲れが溜まって疲れ切ってしまっているようで，心配だ」というふうに伝えてみたらよいでしょう。

薬丸 先生 わかりました。悲しみが深い遺族は，うつ病になってしまうこともあることを念頭に置いておきます。

➡️ その後の経過…

　その後も裕子さんの悲しみは続き，薬丸先生は裕子さんはいつ立ち直れるのだろうかと心配した。清水先生と相談してから約1年後，いつものように裕子さんが薬丸先生に話しかけてきた。そのときの彼女の表情はどことなく明るかった。

裕子 さん 先日，夫の三回忌だったのですが，思い切って納骨したんです。
今までは過去を振り返ってばかりいましたが，それはもうやめて，これからの人生を生きたいと思います。

薬丸 先生 そうでしたか。前に進もうと思われたのですね。

裕子 さん 下の娘に２人目の子どもが産まれて，手伝ってほしいと頼りにされているんです。娘の家に行ったら部屋がしっちゃかめっちゃかで，これは放ってはおけないなと。ささやかですが，やっと私に新しい生きがいができました。

薬丸 先生 それはよかったですね。

裕子 さん 薬丸先生には本当に感謝しています。いつもあたたかく話を聞いてくださって，どれだけ救われたことか。でも，これからはあまり甘えていてもいけないと思っています。

薬丸 先生 そうですか。でも遠慮されずに，何かあればまた声をかけてくださいね。
薬丸先生は孫の世話をしている裕子さんを想像し，あたたかい気持ちに包まれた。

point

遺族と話すときに
思い出したいポイントまとめ

1
p.223 →
統合された悲嘆に至るまでの3つの課題
①その人が亡くなったことを認める。
②故人とのつながりを築き直す（ほろ苦くも甘い思い出）。
③自分自身の新たな将来を描く。

2
p.224 →
精神的な立ち直り（こころの回復）を阻害する因子
次のようなこころのあり方は，悲嘆からの回復を阻害する。
①自責感：遺族が過去の自分を責める。
②回　避：その人が亡くなったことを考えないようにする。
③抑　圧：悲しみなどの感情を押し込める。

3
p.226 →
大切な人が亡くなる前から，遺族ケアは始まっている
患者さんが亡くなる前から遺族のケアは始まり，以下の2点に留意する。
①状況が厳しいことをご家族にきちんと伝えて，お別れのプロセスを始めてもらう（予期悲嘆）。
②家族が決めなければならないことについて，罪悪感をもたないように配慮する。

【参考文献】
1) M. キャサリン・シア，他：トラウマによる複雑性悲嘆の治療. トラウマティック・ストレス，15 (2)：113-128，2017
2) 中島聡美：がん患者・家族のストレスケア　がんの遺族における複雑性悲嘆とその治療. ストレス科学, 27 (1)：33-42，2012
3) Guldin MB, et al：Complicated grief and need for professional support in family caregivers of cancer patients in palliative care: a longitudinal cohort study. Support Care Cancer, 20 (8)：1679-1685, 2012

索　引

索
引

Profile

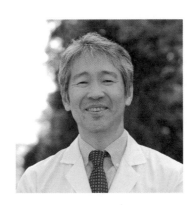

清水 研　Ken Shimizu

がん研究会有明病院 腫瘍精神科 部長

〔略歴・所属学会など〕

1998 年 金沢大学医学部卒業。一般内科研修，精神科研修を修了後，2003 年 国立がんセンター※東病院精神腫瘍科レジデント，2006 年 国立がんセンター※中央病院精神腫瘍科勤務を経て現職。対話したがん患者・家族は 4000 人を超える。※：現 国立がん研究センター

日本精神神経学会精神科専門医・指導医，日本総合病院精神医学会一般病院連携（リエゾン）精神医学専門医・指導医，精神保健指定医，日本サイコオンコロジー学会登録精神腫瘍医

〔著書など〕

「がん診療に携わるすべての医師のための心のケアガイド」（真興交易医書出版部，2011 年 4 月，編著），「もしも一年後、この世にいないとしたら。」（文響社，2019 年 10 月），「がんで不安なあなたに読んでほしい。自分らしく生きるための Q&A」（ビジネス社，2020 年 4 月），「精神科リエゾン専門医・清水研の「本日のご相談」」（日経メディカル，連載）　ほか

> がん医療に精神科医として携わってから 20 年以上になります。患者さん・ご家族・そして関わる医療者が，自分の気持ちを認められるようになるような臨床を心がけています。

薬剤師のための
死と向き合う患者のこころのケア
定価　本体3,000円（税別）

2023年3月10日　発　行

著　者　　　清水 研
しみず　けん

発行人　　　武田 信

発行所　　　株式会社　じ ほ う

　　　　　　101-8421　東京都千代田区神田猿楽町1-5-15（猿楽町SSビル）
　　　　　　振替　00190-0-900481
　　　　　　＜大阪支局＞
　　　　　　541-0044　大阪市中央区伏見町2-1-1（三井住友銀行高麗橋ビル）
　　　　　　お問い合わせ　https://www.jiho.co.jp/contact/

©2023　　イラスト　中小路ムツヨ　組版　　（株）BUCH　　印刷　音羽印刷（株）
Printed in Japan

ISBN 978-4-8407-5501-6